W0388298

Schirner Verlag

JENNIE APPEL &
DIRK GROSSER

Du bist nie allein!

Für KLEINE YOGIS und YOGINIS

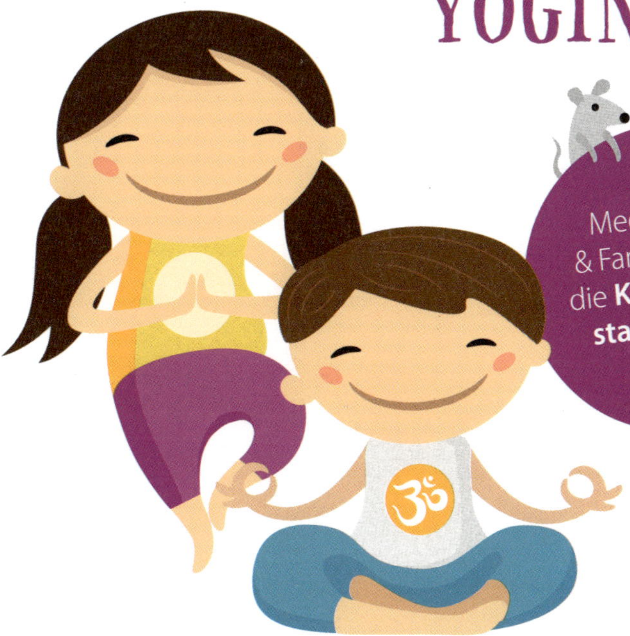

Meditationen & Fantasiereisen, die **Kinderseelen stark machen**

Schirner Verlag

Die Ratschläge in diesem Buch sind sorgfältig erwogen und geprüft. Sie bieten jedoch keinen Ersatz für kompetenten medizinischen Rat, sondern dienen der Begleitung und der Anregung der Selbstheilungskräfte. Alle Angaben in diesem Buch erfolgen daher ohne Gewährleistung oder Garantie seitens der Autoren oder des Verlages. Eine Haftung des Autors bzw. des Verlages und seiner Beauftragten für Personen-, Sach- und Vermögensschäden ist daher ausgeschlossen.

ISBN 978-3-8434-1259-9

Jennie Appel & Dirk Grosser:
Du bist nie allein!
Für kleine Yogis und Yoginis
Meditationen und Fantasiereisen,
die Kinderseelen stark machen

Umschlag: Simone Fleck, Schirner,
unter Verwendung von #196250387
(© infoland), #193999745 (© infoland),
#171630218 (© manish mansinh),
#193999745 (© infoland)#272919272
(© Incomible), #361543895 (© Artlusy),
#360235040 (© Kwok Design),
www.shutterstock.com
Lektorat: Claudia Simon, Schirner
Layout: Simone Fleck, Schirner
Printed by: Ren Medien GmbH, Germany

www.schirner.com

2. Auflage April 2018

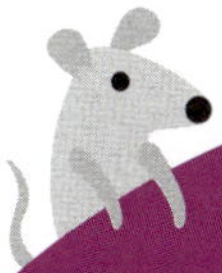

FÜR ALLE KINDER,
DEREN INNERE
WEISHEIT
DIE ZUKUNFT
GESTALTEN WIRD

INHALT

VORWORT

2013 haben wir unser erstes »Du bist nie allein!«-Buch geschrieben, um an die vielen zauberhaften Wesen zu erinnern, die unsere Kinderzimmer bevölkern, unsere Fantasie anregen und unsere Spiele bereichern. Unser Ziel war es, allen Eltern und Großeltern erdende, ermutigende und freudvolle Geschichten an die Hand zu geben, die es ihnen ermöglichen, sich gemeinsam mit den Kindern auf innere Abenteuerreisen zu begeben.

Seither erreichten uns zahlreiche E-Mails, Briefe und liebevoll gemalte Bilder, die uns vor Augen führten, wie sehr die Kinder die Zwerge lieb gewonnen haben, wie hilfreich die Abenteuer mit den Tieren und anderen Wesen für sie sind – und manchmal auch für deren Eltern. Wir erfuhren von kraftvollen Bildern, die sich auf der Visionssuche gezeigt haben, und von unverzichtbaren Krafttiererlebnissen. Viele dieser Rückmeldungen kamen nicht nur von Familien, sondern auch von Erziehern und ihren Gruppen, Lehrern und ihren Schulklassen, von Kinderpsychologen und ihren jungen Klienten – und immer wieder auch von Yogalehrern. 2014 legte Jennie ihre Yogalehrerprüfung ab und erfuhr ganz nebenbei nach dem Satsang*, dass unser Buch in einigen Kinderyogalehrer-Ausbildungen als Standardwerk empfohlen wird. Diese enorme Resonanz erfüllt uns mit Freude und Dankbarkeit, und wir sind immer wieder davon überrascht, wie vielfältig das Buch eingesetzt wird. Gleichzeitig legte dieses wunderbare Feedback einen Samen, der sich beständig entwickelt hat und nun zu diesem weiteren

* Das Wort »Satsang« bezeichnet eine Versammlung von Menschen, die gemeinsam nach der Wahrheit streben. Meist meint es ein Zusammensein mit einem spirituellen Lehrer.

Herzensprojekt führte: einem neuen Buch mit Meditationen und Fantasiereisen, die den Fokus ganz und gar auf Yoga setzen.

Kinder lieben Bewegung und Yoga, und sie lieben es, etwas spielerisch zu entdecken und zu lernen. Hier können sie alles vereint erleben und die bunte indische Götterwelt ebenso wie bekannte Yogahaltungen kennenlernen.

Dieses Buch beinhaltet einerseits Fantasiereisen, in denen in kindgerechter Form einige wichtige indische Götter auftauchen, andererseits auch geführte Meditationen, die die Kinder durch ein bestimmtes Tier an die Yoga-Asanas heranführen, z. B. eine Reise zur großen Kobra, eine Reise zum Baum, eine zum Hund und so weiter. Die zehn- bis fünfzehnminütigen Meditationen sind leicht vorzulesen und haben dennoch Tiefgang. In Familien können sie sowohl den Tag beschließen als auch eine kurze Bewegungssequenz zu Hause abrunden. Für Yogalehrer wird es mit ihnen noch leichter, die Inhalte kindgerecht zu vermitteln und eine schöne Endentspannung (Savasana) zu gestalten. Auch Lehrer und Erzieher können damit eine kleine Bewegungseinheit wundervoll ergänzen.

Die Meditationen und Fantasiereisen in diesem Buch dienen dazu, den Kindern einen inneren Raum zu eröffnen, in dem sie sich sicher und geborgen fühlen. Gleichzeitig erleben sie spannende Abenteuer und erfahren ganz nebenbei etwas über den yogischen Weg. Darüber hinaus erhalten sie einen Einblick in eine fremde

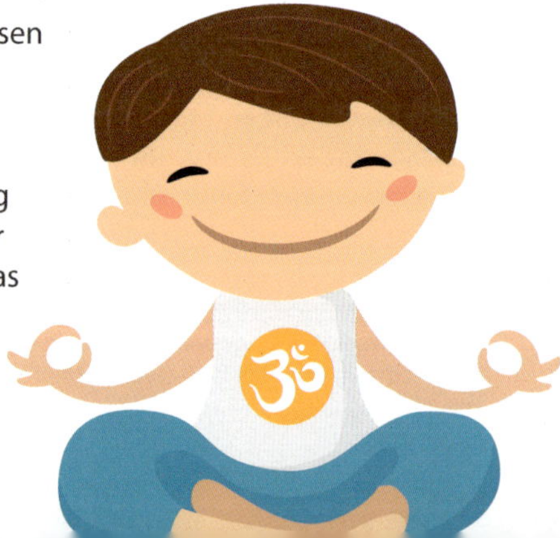

Kultur, lernen sie ein wenig kennen und vor allem wertzuschätzen – Qualitäten der wohlwollenden Neugier und der Lernbereitschaft, die uns heutzutage besonders wichtig erscheinen. Durch das Vorlesen sind wir als Erwachsene während der Reisen an ihrer Seite, sind sozusagen mit ihnen unterwegs. Wir begleiten die Kinder auf ihren Abenteuern, lernen mit ihnen, wachsen mit ihnen, sind ihre Freunde auf dem Weg.

Möge der fröhlich-bunte Zauber Indiens alle »Reisenden« berühren und in neue fabelhafte Welten führen, die das Leben in unserer Alltagswelt lebendig und kreativ bereichern.

Mögen die Begegnungen mit all den wundervollen Wesen uns und unsere Kinder begeistern, und möge dieses Buch Sie und die Kinder hilfreich begleiten!

Jennie Appel & Dirk Grosser
Frühjahr 2016

EINLEITUNG –
YOGA UND MEDITATION FÜR KINDER

Zu allen Zeiten und in allen spirituellen Traditionen haben sich die Menschen auf die eine oder andere Art mit dem Göttlichen in der Welt verbunden. Sie haben ihren Geist meditativ in sich selbst, in bedeutsame Lebensfragen oder das Göttliche hineinsinken lassen, wurden angesichts des Mysteriums des Lebens ganz still. Das Göttliche wohnt in jedem von uns und wird nur mit verschiedenen Namen bezeichnet und mit verschiedenen Gesten untermalt. Die bekannte indische Grußgeste Namasté drückt dies wunderbar aus: »Das Göttliche in mir verneigt sich vor dem Göttlichen in dir!« – Was könnte schöner und aufrichtiger sein als diese Form der gegenseitigen Wertschätzung?!

Wir alle sind Ausdruck des Göttlichen in der Welt und können ganz ungeachtet unserer religiösen Ausrichtung meditative Erfahrungen machen – und dies auch und gerade im Austausch mit anderen kulturellen Hintergründen und damit einhergehenden frischen Impulsen. Durch Meditationen und Geschichten erlangen wir einen tiefen Zugang zu unserer Seele und der großen Seele, die allem, was ist, innewohnt. Wenn wir diesen Zugang nutzen, können wir mit jedem Wesen und dadurch mit allem Sein Verbundenheit erfahren. Auf dieser verbundenen Ebene begegnen wir auch uns selbst in einer Tiefe, die alle Facetten enthält, die uns im Innersten ausmachen: unsere Menschlichkeit ebenso wie unsere Göttlichkeit, unsere Verletzlichkeit, unsere Stärke, unsere Würde, unsere Sanftheit, unsere spielerische Wildheit und unsere tiefste Wahrheit. Auf ganz neue Weise spüren wir unser pochendes Herz, unseren Atem und unsere Lebendigkeit. Und genau aus diesen Gründen meinen wir, dass in einer so lebendigen und aufgeweckten Phase wie der Kindheit Mythen und Geschichten eine wichtige Rolle spielen.

Die uralten Göttergeschichten enthalten zentrale Themen, mit denen sich früher oder später nahezu jeder Mensch konfrontiert sieht – und durch jede einzelne davon, der wir intensiv zuhören, entsteht ein Weg in unsere eigene Seele. Nach und nach ergibt sich aus all diesen Wegen eine innere Landkarte. Kindern hilft das Lauschen und Erleben dieser Geschichten, auf dieser Landkarte neue Wege zu entdecken, auch einmal abseits ausgetretener Pfade unterwegs zu sein (also nicht wie üblich auf eine gegebene Situation zu reagieren), unbekannte Gegenden zu erkunden und Lieblingsplätze zu kennzeichnen. Sie können anhand der Fantasiereisen ausprobieren, welche Schritte diese Götter (oder diese Fabeltiere) gemacht haben, wenn etwas schwierig wurde, oder erfahren, welche kreativen Tipps sie haben.

Göttergeschichten und Fabeln versinnbildlichen die großen Kräfte, die in jedem von uns stecken – unsere Ressourcen, die wir mitbringen und entwickeln können. Was ist da naheliegender, als gleich in der Kindheit diese Anlagen und Talente zu erkennen und zu fördern? Dazu haben wir die bunten und vielfältigen Götter des indischen Götterhimmels in diesem Buch versammelt und ihre Geschichten in meditative Fantasiereisen einfließen lassen. Die Identifikation mit den Tieren der Asanas stärken die Kinder ebenso wie die Identifikation mit einer dieser Gottheiten. Während des Übens oder Erlebens auf einer inneren Reise erfährt sich das Kind ganz natürlich in den Qualitäten, die angesprochen werden. Zunächst ist es vielleicht nur in der Reise so stark wie Shiva oder gelassen wie ein Hund, doch nach und nach werden sich diese Qualitäten ganz spielerisch im Alltag entfalten und wachsen. Die

Kinder werden nicht mehr »aus Spiel« geschmeidig wie eine Kobra oder verwurzelt und genährt wie ein Baum sein, sondern diese Eigenschaften ganz natürlich frei entfalten und verwirklichen.

Während der Meditationspraxis kommen wir und auch die Kinder zur Ruhe, fühlen uns nahezu ablenkungsfrei in unseren Körper ein, achten auf unseren Atem, lassen unsere Gedanken wie Wolken am Himmel vorüberziehen und gönnen unserem »Affengeist« eine erholsame Pause. Wir entspannen uns, und können so leichter regenerieren. Gleichzeitig kultivieren wir eine frische und unverstellte Geisteshaltung, die jeden Moment als neu und frei von Erwartungen willkommen heißt. Wir kommen tatsächlich im viel beschworenen Hier und Jetzt an. In diesem Augenblick, in dem die Vergangenheit keine Rolle spielt und die Zukunft noch nicht da ist, können wir alles wieder ins rechte Licht rücken, was uns zuvor sehr beschäftigt oder gar Sorgen bereitet hat. In dieser wohltuenden Lücke, in der Stille unseres Geistes, kann unsere Intuition Einlass finden und uns ganz natürlich den für uns passenden Weg weisen.

Wenn wir Kinder mit einer geführten Meditation beschenken, wird ihr Geist, nachdem er behutsam in die Ruhe geführt wurde, in dieser Offenheit mit positiven Bildern »gefüttert«, während die Passagen der Reisen, die ein freies »Sehen« ermöglichen, Raum für ihre eigene Weisheit bieten. Suggestion trifft Intuition, gespanntes Lauschen trifft auf die Bereitschaft, geschehen zu lassen. Und so entfaltet sich auch hier wieder der yogische Weg des Wechsels aus Anspannung und Entspannung, aus Ruhe und Bewegung.

Durch die geführten Meditationen bekommen die Kinder Zugang zu sich selbst, zu tieferen Regionen ihrer Seele, die auf diese Weise durch Bilder mit ihnen kommuniziert. Ihre Seele verfügt dadurch über eine Sprache, die sie verstehen und die für die Entdeckung ihres eigenen Weges hilfreich sein kann. Darüber hinaus verschafft die Kombination aus Yoga und Meditation dem Gehirn vielfältige Anregungen zur Vernetzung der einzelnen Hirnareale und ist daher gerade in einer Zeit des Lernens und Heranwachsens eine wundervolle geistige Unterstützung für Kinder.

Auf vielerlei Weise erlangen Kinder so Zugang zu ihrer inneren Weisheit, stärken die Verbindung zu ihrem eigenen Herzen und verfügen somit über einen inneren Kompass, der ihnen zeit ihres Lebens äußerst nützlich sein kann.

Wenn wir uns gemeinsam mit ihnen auf eine innere Reise begeben, indem wir die Rolle des vorlesenden »Reiseleiters« übernehmen, dann knüpfen wir ein Band zwischen uns, können uns über das Erlebte austauschen, erfahren zusammen Momente der Stille und Ruhe, können gemeinsam eine Pause vom Alltag machen und miteinander Ausgeglichenheit und ein friedliches Herz erlangen. Wir tanken zusammen mit den Kindern Kraft und erleben sowohl uns selbst als auch die Kinder auf neue Weise.

VORBEREITUNG UND ABLAUF EINER YOGAMEDITATION

Die meisten Kinder, die wir persönlich kennen, kann man nicht gerade als »Fans« von formaler Sitzmeditation bezeichnen. Auch wenn sie das vielleicht einmal mitmachen, weil sie es bei den Erwachsenen beobachtet oder auch Aang bzw. Korra in der überaus empfehlenswerten Zeichentrickserie »Avatar« bei der Meditation gesehen haben, finden die meisten Kinder es nach ungefähr 30 Sekunden schlicht und einfach langweilig.

Aus diesem Grund sind die Fantasiereisen dieses Buches kleine Abenteuergeschichten, bei denen die grundsätzlichen Qualitäten des Meditierens zwar vermittelt, aber weitaus unterhaltsamer und erlebnisorientierter transportiert werden, als das bei »normaler« Sitzmeditation geschieht. Das Kind ist die Hauptperson, um die herum sich eine Geschichte entwickelt, die durch Begegnungen mit Tieren oder Göttergestalten Inhalte des Yoga und einer meditativen, mitfühlenden Geisteshaltung transportiert.

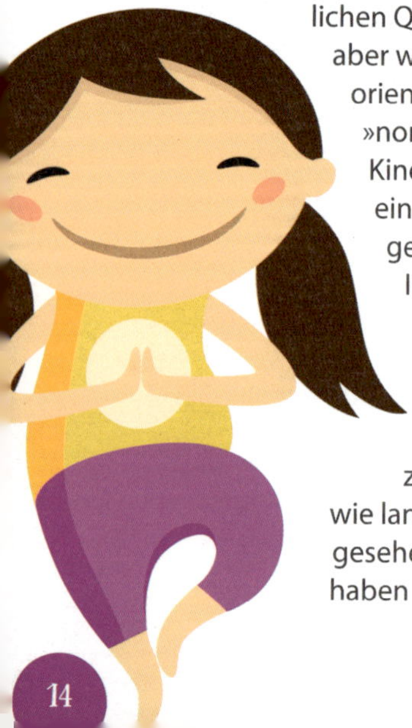

Die meisten Reisen dauern zwischen zehn und fünfzehn Minuten – je nachdem, wie lange Sie die Pausen in den dafür vorgesehenen Abschnitten gestalten. Diese Pausen haben wir jeweils mit einem Pausenzeichen (***)

markiert. Hier sollten Sie Ihrem Kind etwas Zeit geben, um die inneren Bilder genau betrachten oder ein Zwiegespräch mit einem Wesen führen zu können, das es auf der Reise getroffen hat. Meist reicht eine Pause von drei bis fünf Atemzügen. Vertrauen Sie hier ganz Ihrem Gefühl: Sie werden merken, wann es Zeit ist weiterzulesen.

Grundsätzlich empfehlen wir Ihnen, bei allen Stellen, wo es z. B. »Atme jetzt dreimal tief ein und lang wieder aus« oder ähnlich heißt, gern ein wenig lauter als natürlich mitzuatmen. Dies leitet die Kinder sanft an (ganz besonders zu Beginn, wenn solche Reisen noch neu sind), es Ihnen gleichzutun, und ist sowohl für die Kinder als auch für Ihren ganz natürlichen Lesefluss äußerst unterstützend. So erhält die Meditation wie von selbst das passende Tempo.

Vorbereitend sollten Sie für eine möglichst störungsfreie Umgebung sorgen und auch selbst als Vorlesender ein wenig Ruhe mitbringen. Computer und Telefon sollten ausgeschaltet sein, wenn möglich auch die Türklingel. Für fünfzehn Minuten können wir alle auf E-Mails, Anrufe und Besucher verzichten. Während dieser Zeit sind nur Ihr Kind und die Erfahrungen, die es macht, wichtig. Idealerweise bleibt auch im Nachgang noch ein wenig störungsfreie Zeit, um gemeinsam nachzuspüren und sich auszutauschen.

Setzen Sie sich zu Ihrem Kind an den Ort, den es sich für die Reise ausgesucht hat. Vielleicht ist das ein Sessel im Kinderzimmer oder das Bett, vielleicht ist es auch die Couch im Wohnzimmer oder der Fußboden, auf dem Sie einfach eine Decke ausbreiten. Während einer Yogastunde werden Sie ohnehin bei den kleinen Yogis und Yoginis auf den Matten verweilen.

Lassen Sie das Kind eine bequeme Position wählen, und beginnen Sie dann langsam und deutlich vorzulesen. Vielleicht können Sie Ihre Stimme, wenn das eine oder andere Wesen auf der Reise spricht, entsprechend variieren. Das muss aber nicht sein, denn die Kinder verstehen sofort, wer zu ihnen spricht, und in ihrer Fantasie klingt Ihre Stimme dann ohnehin ganz anders.

Die Reisen starten immer mit einem Zur-Ruhe-Kommen, während das Kind ganz entspannt auf seinen eigenen Atem achtet. Das ist ein wichtiges Element, das nach und nach zu einem Signal für den Körper und den Geist wird, dass nun eine innere Reise folgt. Der Atem fungiert hier dann nicht nur als eine Art Anker, sondern gleichzeitig auch als ein Zeichen des Körpergedächtnisses, dass sich die Seele nun ganz vertrauensvoll auf den Weg machen und Neues entdecken kann. Der Zugang zu diesen anderen Welten wird dadurch unterstützt und erleichtert.

Die Reisen können in beliebiger Reihenfolge gemacht werden, je nachdem, welche Überschrift das Kind gerade anziehend findet bzw. welche sich für Ihre kommende Kinderyogastunde eignet. Vor jeder Reise finden Sie zur besseren Übersicht und Auswahl auch noch einmal Hinweise, die zeigen, wozu die jeweilige Meditation besonders geeignet ist.

Ganz bewusst haben wir auf lange Erläuterungen zu den Themen Stress bei Kindern, die Wichtigkeit von »Qualitätszeit« für Familien, positive Wirkungen von Yoga und Ähnliches verzichtet, um Ihnen stattdessen möglichst viele Geschichten an die Hand zu geben, die Sie vorlesen und gemeinsam erleben können. Buchempfehlungen zu den genannten Themen finden Sie am Ende des Buches im Literaturverzeichnis.

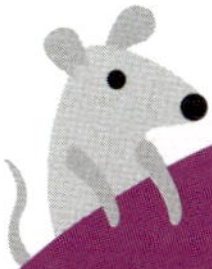

DIE MEDITATIONEN & FANTASIE-REISEN

HEILIGE KÜHE
AUF EINER STAUBIGEN STRASSE

Diese Reise zeigt dem Kind sowohl, dass es selbst wertvoll ist, als auch, dass jedes andere Lebewesen kostbar ist. Sie lässt das Kind mit allem, was ist, Freundschaft schließen und vermittelt ein Gefühl für die Heiligkeit allen Lebens.

Warst du schon einmal in Indien? Oder hast du vielleicht einmal Bilder von diesem Land gesehen? Von seinen Bergen, Wäldern, Flüssen, quirligen Städten, wunderschönen Tempeln, Gewürz- und Teeplantagen, Reisfeldern … und dazu von Tieren wie Elefanten, Tigern und Affen? Ein wirklich abenteuerliches Land! Wenn du magst, kannst du jetzt in deiner Fantasie dorthin reisen.

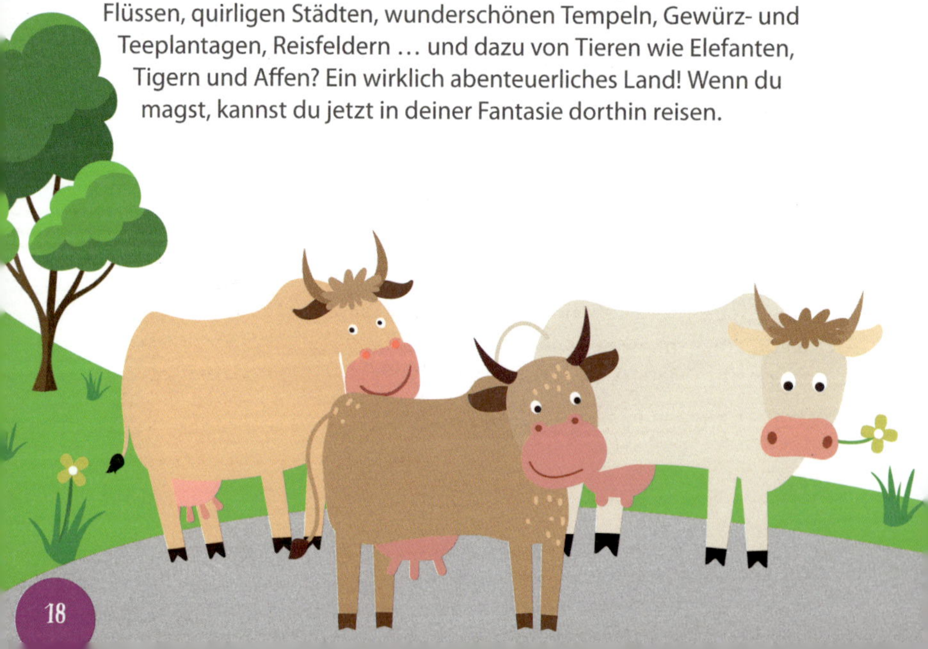

Setze oder lege dich dazu ganz entspannt hin – einfach so, wie du dich wohlfühlst. Atme dann dreimal tief durch, und lasse vor deinem inneren Auge ein Bild dieses unglaublich bunten Landes entstehen.

***

Du befindest dich in einer kleinen Stadt in Indien – einem Ort irgendwo in diesem riesigen Land. Die Straße, auf der du stehst, ist staubig. Es ist heiß, und überall um dich herum sind Menschen. Es gibt Marktstände mit Früchten, die du noch nie gesehen hast. Du siehst Männer in weißen Hemden und Hosen und mit Turbanen auf dem Kopf, Frauen in gelben und türkisen Seidenkleidern, die sich einen Punkt mitten auf die Stirn gemalt haben, und viele Kinder, die durcheinanderlaufen, lachen und rufen. Dahinten vor dem kleinen Supermarkt steht sogar ein angebundenes Kamel, das mit Blumengirlanden geschmückt ist. Menschen auf Fahrrädern sausen an dir vorbei, Mofas knattern die Straße entlang, und du siehst auch kleine Lkws, die mit vielen verschiedenen Dingen beladen sind und sich einen Weg durch die Menge bahnen.

***

Du setzt einen Fuß vor den anderen und gehst die Straße entlang, schaust hierhin und dorthin, siehst dir all die bunten Farben an und staunst über das Leben, das hier in dieser Stadt tobt. Menschen lachen dich an, nicken dir zu, und eine Marktfrau schenkt dir ein Stück süße Mango, das du sofort probierst. An so einem heißen Tag tut ein frisches Stück Obst so gut. Fröhlich kauend bedankst du dich und schlenderst weiter.

***

Plötzlich siehst du in ein paar Metern Entfernung etwas Seltsames: Mitten auf der Straße steht eine Kuh mit ihrem Kälbchen. Und niemand versucht, sie wegzuscheuchen. Stattdessen kurven die Menschen mit ihren Fahrrädern um sie herum, lenken ihr Auto an die Seite, und manche verbeugen sich sogar kurz vor den beiden Tieren, bevor sie an ihnen vorbeigehen. Diese haben ein ganz helles Fell, fast weiß. Die Kuh hat lange, nach hinten gebogene Hörner, während das Kälbchen nur kleine, niedliche Stummel am Kopf hat, wo später einmal Hörner wachsen werden. Beide sehen ganz entspannt aus. Offenbar kann sie der Verkehr nicht aus der Ruhe bringen.

Ganz langsam gehst du zu ihnen und bleibst direkt vor ihnen stehen.

***

Das Kälbchen lässt sich auf die Erde nieder und schlummert ein, während dich die Kuhmama mit ihren sanften, braunen Augen anschaut. »Du kommst nicht von hier, oder?«, fragt sie dich dann. »Und du wunderst dich wohl, dass ich hier einfach auf der Straße herumstehe und sich die Menschen nicht daran stören, hm?!«

Du nickst, und die Kuh meint: »Ich kann dir das erklären, aber am besten ist es vielleicht, wenn ich es dir einfach zeige. Manchmal ist es einfacher, Bilder zu sehen, anstatt nur Worte zu hören. Lege einfach deine Stirn an meine, und ich zeige dir, warum wir Kühe in Indien anders behandelt werden als bei euch zu Hause.«

Langsam und vorsichtig lehnst du dich zu der Kuh hinüber, schließt deine Augen und berührst mit deiner Stirn die ihrige. Du riechst ihr Fell und den Staub der Straße, fühlst die Wärme ihres Körpers, und eine Abfolge von Bildern taucht in dir auf:

Du siehst, wie die Kuh Milch gibt und die Menschen damit nährt, wie die Butter, die aus Milch gemacht wird, für kleine Lampen und als Opfergabe für die Götter gebraucht wird.

Du siehst, wie die Kühe auf den Straßen herumlaufen und Gemüseabfälle essen, bevor diese verderben. Du siehst, wie der Dung der Kühe als Brennmaterial für den Herd oder das Lagerfeuer benutzt wird und wie damit selbst Häuser gebaut werden.

Du siehst, wie Kühe den Pflug über das Feld ziehen und den Bauern dabei helfen, Getreide anzubauen. Du siehst Menschen, die von einer Krankheit genesen, weil sie stärkende Milch zur Verfügung haben, und du siehst sogar die Kuh als Göttin, als Verkörperung der Erdgöttin, und als wunscherfüllendes Zauberwesen.

Du siehst Feste, bei denen Kühe geschmückt und geehrt werden, du siehst Tierasyle, wo alte Kühe, die keine Milch mehr geben und nicht mehr arbeiten können, gehegt und gepflegt werden – und du verstehst: Das Leben der Kuh ist etwas Heiliges, etwas sehr Wertvolles. Ihr sanfter Blick ruht wohlwollend auf den Menschen – die Kuh ist ein großer Helfer und auch Heiler.

Die Bilderflut hört auf, du löst deine Stirn von der der Kuh und schaust ihr wieder in die Augen.

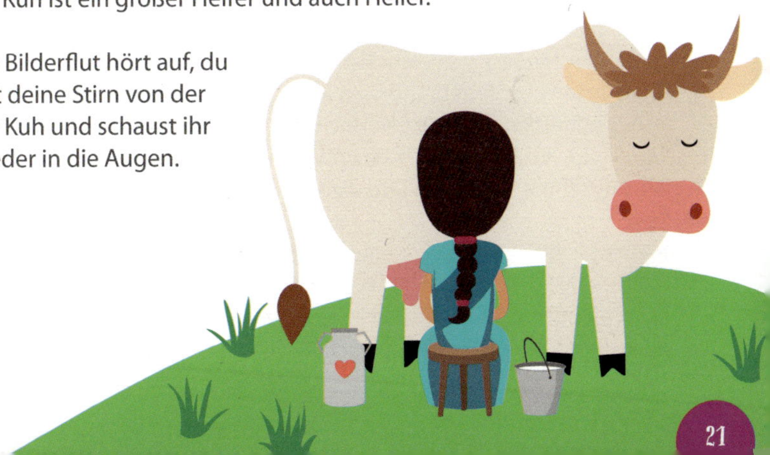

»Ich kann sehen, dass du verstehst«, sagt sie und lächelt dich an. »Wir Kühe sind den Menschen hier heilig. Wir helfen ihnen, und sie helfen uns und achten uns. So ist das bei Freunden, oder?!«

Du nickst, und sie fährt fort: »Das Herz der Menschen hier in Indien ist groß, aber vielleicht ist dein Herz sogar noch größer. So groß, dass du mit allen Tieren Freundschaft schließen kannst, dass du alles, was lebt, als heilig betrachten kannst. Heilig wie die Kühe in Indien, heilig wie du selbst, wie deine Eltern, deine Geschwister, deine Freunde. Das Leben ist so kostbar und so wundervoll, dass man seine Zeit nicht mit Streiten verbringen sollte. Genau wie sich die Menschen in Indien nicht über eine Kuh aufregen, die einmal im Weg steht, brauchst du dich auch nicht gleich über alles aufzuregen, sondern kannst die Dinge ganz ruhig angehen. Betrachte einfach alles als heilig, das tut deinem Herzen und deiner Seele gut. Und dann kannst du mit allem, was lebt, Freundschaft schließen. Atme jetzt noch dreimal tief ein und aus, und fühle die Kraft der Freundschaft in dir!«

***

Nach den drei tiefen Atemzügen ist es nun Zeit, dich von der Kuh zu verabschieden. Vielleicht kannst du dazu die Hände vor deiner Brust zusammenlegen und dich kurz vor ihr verbeugen. Sie wird dir sicher mit einem Kopfnicken und einem lieben Blick antworten. Du kannst auch das Kälbchen, das noch immer friedlich schlummert, zum Abschied streicheln und die Kuh hinter den Ohren kraulen.

***

Du schlenderst nun wieder die Straße zurück bis zu dem Ort, an dem du losgegangen bist. Du schaust dich noch einmal um, siehst

Spüre noch einmal genau hin, und stelle dir dann vor, wie du an einem warmen Nachmittag einen Fluss in Indien entlangschlenderst. Du hast nicht wirklich etwas zu tun, musst nirgendwohin und kannst einfach dort hingehen, wohin dich deine Füße tragen mögen.

Du kannst in Ruhe dem Plätschern des Wassers lauschen, die Gräser, Büsche und Bäume am Ufer betrachten, die teilweise fremdartigen Vögel und die anderen Tiere bestaunen. Vielleicht siehst du sogar einen Wasserbüffel, der zusammen mit lachenden Kindern im Fluss badet.

***

Nachdem du eine Zeit lang umhergewandert bist und den blumigen Duft der Luft genossen hast, sieht du im Schatten eines Baumes einen weiß-braun gescheckten Hund liegen. Er sieht wirklich ganz lieb und niedlich aus, und so traust du dich, langsam zu ihm zu gehen und dich an seine Seite ins Gras zu setzen. Hechelnd hebt er seinen Kopf, sodass du ihm kurz in die Augen sehen kannst, dann blickt ihr gemeinsam auf den Fluss, der unaufhörlich an euch vorbeiströmt.

Ihr seht einen Baumstamm, der durchs Wasser treibt, sich träge dreht und dann hinter einer Flussbiegung verschwindet. Ihr seht zwei Kormorane und auch einen Seidenreiher, die über dem Wasser entlangsegeln. Ihr seht einen kleinen, grünen Frosch, der vom Ufer aus ins Wasser springt und davonpaddelt, bis er nicht mehr zu sehen ist. Ihr seht Wellen, kleine Strudel und manchmal Luftblasen, die von tauchenden Tieren stammen und an der Oberfläche des Flusses zerplatzen.

***

»Ich beobachte oft diesen Fluss«, sagt da der Hund zu dir. »Dinge kommen und gehen, sie tauchen auf und verschwinden wieder. In diesem Moment sind sie da, und im nächsten Moment hat der Fluss sie davongetragen. Es ist genau wie mit unseren Gedanken. Auch sie kommen und gehen – und wir können sie einfach vorbeiziehen lassen. Ihr Menschen nennt das manchmal ›Meditation‹, aber ich nenne es einfach ›Hier und jetzt glücklich sein‹.«

Der Hund lächelt sich an, und du musst auch lächeln, als du ihn hinter den Ohren kraulst und ihr beide euch noch mehr entspannt. Vielleicht kannst du einfach ein paar Augenblicke gemeinsam mit dem Hund deine Gedanken beobachten und ihnen dabei zusehen, wie sie kommen und gehen, auftauchen und von ganz allein wieder verschwinden …

*** (LÄNGERE PAUSE) ***

Jetzt streckt sich der Hund nach hinten, reckt seinen Hintern in die Luft und macht seine Vorderbeine ganz lang. »Ah«, sagt er. »Das tut gut, wenn man lange gesessen oder gelegen hat. Die alten Inder haben das auch erkannt, als sie uns Hunde beobachtet haben – und dann haben sie versucht, es uns nachzumachen. Sie nennen das ›Yoga‹, aber ich nenne es einfach ›Strecken bis der Rücken lacht‹.« Der Hund kichert, und du versuchst, dich ebenfalls wie ein Hund zu strecken. Du stellst deine Füße und Hände auf, drückst die Hände in den Boden und streckst deinen Rücken, bis du wirklich das Gefühl hast, dass dein Rücken lacht.

***

»Und jetzt nach vorne«, sagt der Hund, bewegt seinen Hintern nach unten, streckt seine Hinterbeine durch und biegt seine Brust und seinen Hals nach oben. »Die Yogis nennen das den ›Nach oben schauenden Hund‹ – kein schlechter Name, aber ich sage einfach ›Das Herz der Sonne entgegenhalten‹ dazu. Was meinst du, willst du das auch einmal probieren?«

Natürlich willst du – und du machst das auch so gut, dass der Hund dir anerkennend zunickt.

***

»Jetzt kannst du gelassen wie ein Hund leben«, sagt nun der gelassene Hund. »Du kannst dich entspannen, deine Gedanken vorbeiziehen lassen wie Dinge, die ein Fluss mit sich führt. Du kannst dich strecken, bis dein Rücken lacht, und bekommst dadurch starke Vorderpfoten … äh, ich meine Arme – und du kannst dein Herz der Sonne entgegenhalten, kannst tief atmen und immer beweglich bleiben.«

Ihr macht die beiden Übungen noch ein paar Mal zusammen, immer im Wechsel, und du spürst, wie deine Wirbelsäule ganz geschmeidig wird.

***

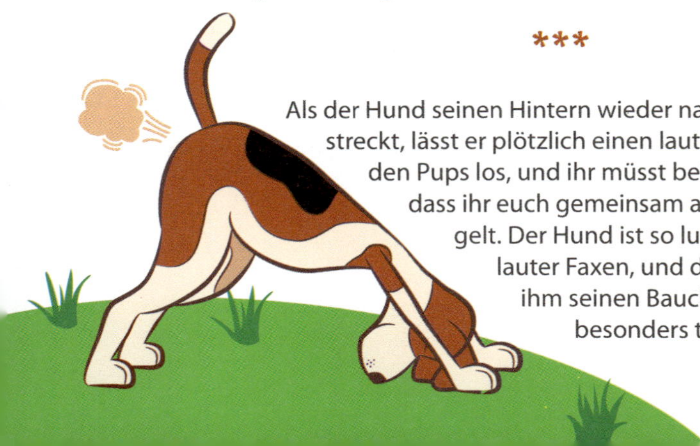

Als der Hund seinen Hintern wieder nach oben streckt, lässt er plötzlich einen lauten, knatternden Pups los, und ihr müsst beide so lachen, dass ihr euch gemeinsam auf der Erde kugelt. Der Hund ist so lustig, er macht lauter Faxen, und du streichelst ihm seinen Bauch, was er ganz besonders toll findet.

***

Nun ist es an der Zeit, dich zu verabschieden. »Ich bleibe noch ein bisschen am Fluss sitzen«, sagt der Hund. »Aber du musst jetzt wieder zurück. Vielleicht kannst du mich ja wieder einmal hier am Flussufer besuchen. Ich bin jeden Tag an dieser Stelle. Und wenn du wieder Yoga machst, den ›Herabschauenden Hund‹ und den ›Nach oben schauenden Hund‹, dann kannst du ja an mich denken – das würde mich freuen!«

Du nickst dem Hund eifrig zu, sagst ihm noch ein paar liebe Worte und stehst dann auf, um wieder zurückzugehen.

»Und pass auf mit dem Pupsen!«, ruft er dir hinterher, und du hörst ihn noch lange lachen, während du langsam am Flussufer entlang zurückgehst.

***

ENTSPANNT SEI DEIN TAG, FRÖHLICH SEI DEIN LEBEN!

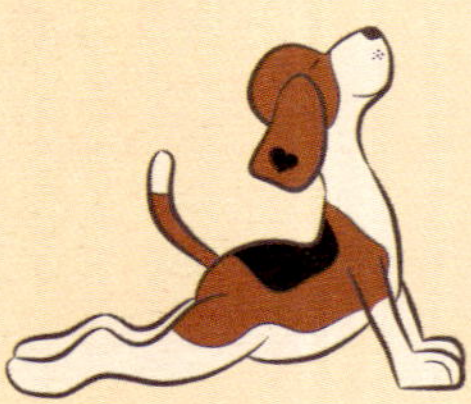

Als du wieder beim Ausgangspunkt deines Spaziergangs angekommen bist, löst sich die indische Landschaft allmählich vor deinem inneren Auge auf. Du kommst langsam wieder zurück an diesen Ort im Hier und Jetzt und öffnest nun ganz vorsichtig deine Augen. Willkommen zurück von deiner Reise zum gelassenen Hund.

MIT KRISHNA SPIELEN

Diese Meditation bringt dem Kind nahe, dass unterschiedliche Hautfarben, unterschiedliche Herkünfte, ja, sogar die Zugehörigkeiten zu unterschiedlichen Spezies keine Rolle spielen. Wenn man Dinge gemeinsam unternimmt, gemeinsam ausgelassen ist, gemeinsam feiert, gemeinsam spielt, versteht man sich auch. Und das Göttliche ist dann tatsächlich mitten unter uns.

Setze dich ganz bequem hin. Mache es dir gemütlich. Du kannst auf einem Stuhl sitzen oder im Schneidersitz auf der Erde. Du kannst dich irgendwo anlehnen, dich ankuscheln oder dich auch hinlegen, wenn du magst. Ganz so, wie du dich am wohlsten fühlst.

Schließe nun deine Augen, und atme dreimal ganz tief durch.

***

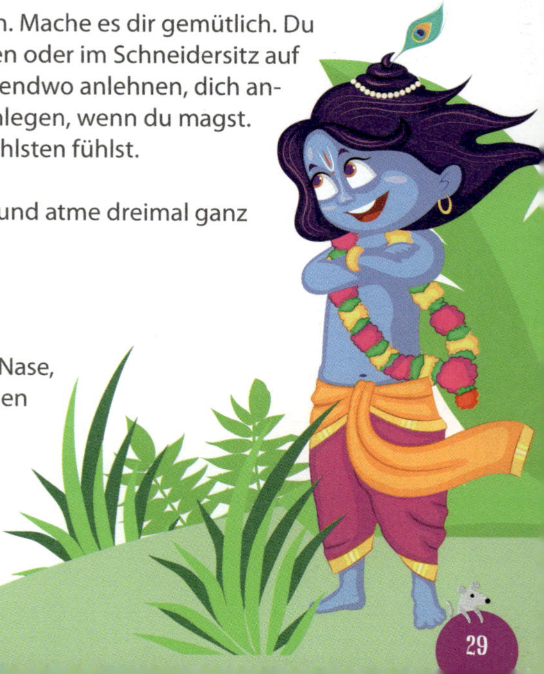

Die Luft strömt durch deine Nase, durch deine Brust bis in deinen Bauch hinein und dann wieder zurück. Kannst du das spüren? Merkst du, wie sich dein Bauch bei jedem Atemzug hebt und senkt?

Mache noch einen tiefen Atemzug, und stelle dir dann vor, wie rings um dich herum eine sonnenbeschienene Landschaft auftaucht. Grüne, wellige Hügel, dichtes Pflanzenwerk, Palmen am Ufer eines kleinen Flusses, Wege, die aus festgetretenem Lehm bestehen, und hier und dort kleine Hütten aus Holz mit Dächern aus Stroh. Du siehst ein paar Frauen, die Wasserkrüge schleppen, und einen Mann, der einen Ochsenkarren durch das Dorf lenkt.

Aus einiger Entfernung hörst du plötzlich Kinderlachen und lautes Rufen. Offenbar ist dort hinten richtig was los. Magst du einmal nachschauen? Hast du vielleicht Lust mitzuspielen?

Du läufst los, schaust hinter das eine oder andere Haus, spähst in den einen oder anderen Garten hinein und siehst dann eine Gruppe Kinder, die am Flussufer durcheinanderrennen, ins Wasser springen, sich gegenseitig nass spritzen und viel Spaß haben. Mitten in der Gruppe dieser Kinder siehst du eines, das ganz anders aussieht als die anderen: Seine Haut ist ganz blau, er trägt eine Pfauenfeder im hochgesteckten Haar, eine orange Schärpe und einen ebensolchen Dhoti (das ist eine Art indischer Wickelrock für Männer) sowie klingelnde Glöckchenbänder an Hand- und Fußgelenken.

Als das Kind dich entdeckt, ruft es dich sofort zu sich und stellt sich vor: »Hallo, ich bin Krishna. Magst du vielleicht mitspielen? Und verrätst du mir auch deinen Namen?«

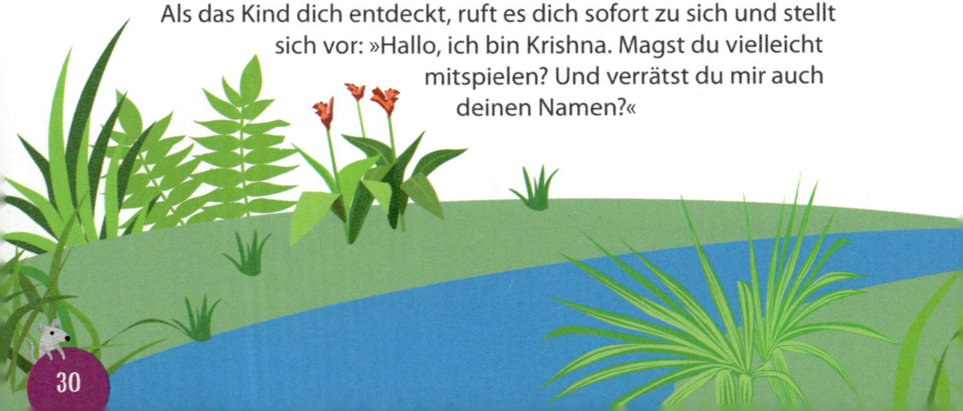

Auch du stellst dich nun vor und spürst gleich, dass du hier keine Scheu zu haben brauchst. Alle Kinder sind so freundlich, lächeln dich an und scheinen sich wirklich zu freuen, dass nun noch jemand mit ihnen spielt.

Und kaum hast du gesagt, dass du gern mitspielen möchtest, geht es auch schon los: Krishna und die Kinder rennen im Kreis, purzeln übereinander, hüpfen und springen umher – und mitten in all diesem Trubel springst auch du, platschst ins Wasser, rennst herum, schubst Krishna ins Wasser, der prustend und lachend wieder auftaucht, und hörst dich selbst die ganze Zeit lachen. Ständig hat Krishna eine neue Idee: Verstecken, Fangen, um die Wette schwimmen, Bockspringen, auf einen Baum klettern, Weithüpfen, auf Händen laufen … Himmel, dieser Typ ist ganz schön wild!

Selbst eine Gruppe kleiner Affen wird auf euch aufmerksam und beteiligt sich unter lautem Kreischen an euren Spielen. Wie schön das ist! Die Kinder, die kleinen Äffchen, der blaue Krishna und du … Ihr tobt und tobt, habt richtig Spaß zusammen, und die Zeit vergeht wie im Flug …

***

Irgendwann geht euch ein wenig der Atem aus, und ihr lasst es ein bisschen ruhiger angehen. Ihr setzt euch im Kreis auf den Boden,

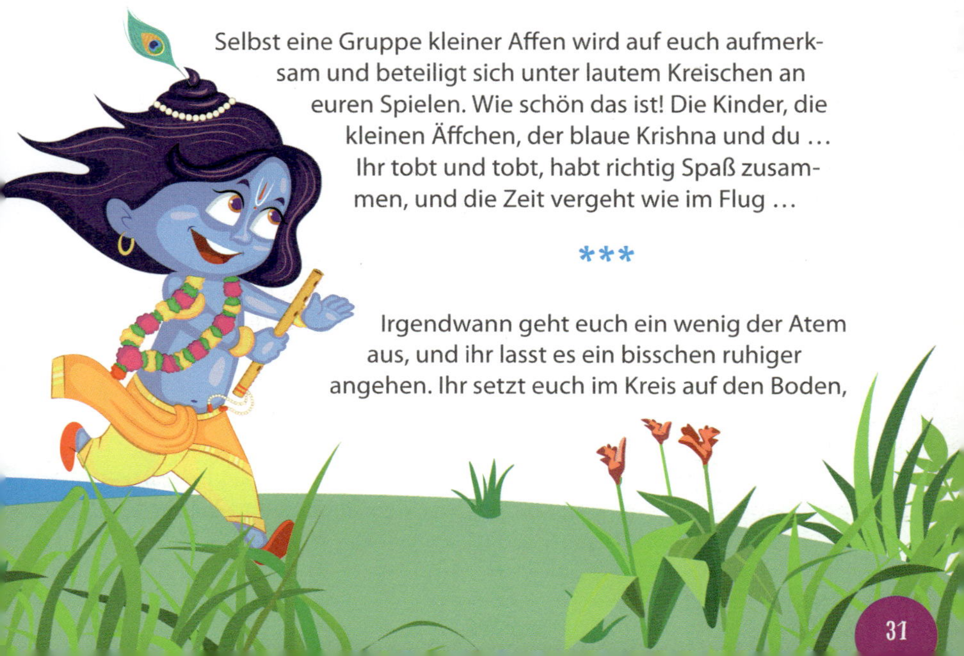

und auch die Äffchen setzen sich zu euch. Vielleicht kommt sogar eines auf deinen Schoß und lässt sich von dir streicheln.

Krishna sitzt direkt neben dir, beugt sich jetzt zu dir herüber und fragt: »Weißt du, was für mich das Schönste beim Spielen ist?« Du zuckst mit den Schultern, und er sagt: »Dass es völlig egal ist, wer oder was wir sind, wenn wir miteinander spielen. Auch wenn meine Haut blau ist, macht das beim Spielen überhaupt nichts. Auch dass die Kinder hier aus Indien sind, während du von ganz woanders herkommst, ist gleichgültig. Sogar die Äffchen können mit uns spielen – und niemand schert sich darum, dass sie Fell haben und wir nicht.«

Du schaust dir die bunte Runde noch einmal genau an und merkst selbst, dass alle diese Unterschiede wirklich keine Rolle spielen.

***

Dann beugt sich Krishna ganz nah zu dir herüber und flüstert dir ins Ohr: »Aber das Allerbeste ist, dass die Menschen hier beim Spielen mit mir sogar vergessen, dass ich Gott bin!«

Er lehnt sich wieder zurück und zwinkert dir grinsend zu. Du weißt nicht so genau, was du davon halten sollst, und schaust ihn fragend an. Er lacht, dann beugt er sich wieder zu dir: »Glaub mir, es stimmt. Ich bin ein Gott der Hindus, also der Menschen, die hier leben. Aber sie vergessen es, und so kann ich ihnen ganz nah sein. Wenn sie sich daran erinnern würden, würden sie vielleicht Gebete sprechen oder Räucherstäbchen anzünden. Aber das will ich gar nicht. Ich will einfach nur spielen und mit den Wesen zusammen sein, die ich gern habe. So, wie mit den Kindern hier, den Äffchen und mit dir.«

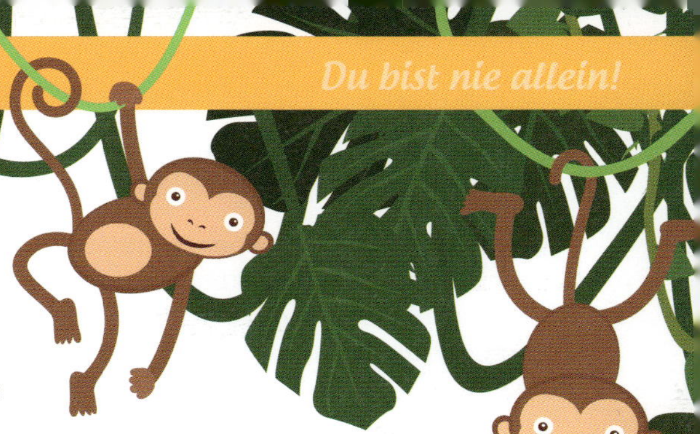

Du schaust dir noch einmal seine strahlendblaue Haut und seine tiefschwarzen, blitzenden Augen an. Du bist dir nicht ganz sicher, aber irgendwie kannst du dir schon vorstellen, dass hier ein indischer Gott vor dir sitzt. Ein indischer Gott, den du vorhin noch lachend ins Wasser geschubst hast …

Als könnte er deine Gedanken erraten, lacht er und sagt: »Oh, dein Schubser war das Beste heute! Ich musste so lachen … Und ich habe mich so über deine Freude und dein Lachen gefreut, dass ich selbst gleich noch viel mehr lachen musste. Ich wünschte, alle Menschen würden mehr miteinander spielen und sich darüber freuen, dass es sie alle gibt und dass sie alle anders und einzigartig sind. Wäre das nicht schön, wenn sich alle Menschen übereinander und über all die schönen Tiere freuen würden? Wenn sie begreifen würden, dass die Freude immer größer wird, wenn man miteinander spielt und lacht? Ich glaube, du hast das heute begriffen, denn dir war es auch egal, dass die anderen Kinder eine andere Hautfarbe als du haben. Du hast mit jedem gespielt, bist jedem freundlich begegnet, auch den Äffchen. Und du hast sogar einen Gott ins Wasser geschubst!«

Er muss so laut lachen, dass er rückwärts umplumpst und die Beine in die Luft streckt. Die anderen Kinder müssen ebenfalls lachen, obwohl sie gar nicht wissen, worum es geht – und auch du lachst mit ihnen, während die Äffchen auf ihren Plätzen auf und ab hüpfen.

Als sich alle wieder etwas beruhigt haben, gibt ein Junge einen Krug mit frischer Milch herum, aus dem alle nacheinander trinken. Krishna schaut jedem von euch in die Augen und meint dann: »Schön, das alles mit euch zu teilen! Vielen Dank, dass ihr so tolle Kinder und so tolle Äffchen seid!«

Es ist eine wirklich schöne Runde, und du fühlst dich richtig wohl in diesem Kreis. Ihr sitzt noch eine Weile zusammen, erzählt euch, wo ihr herkommt, was ihr sonst so macht und wie es euch geht. Auch die Äffchen scheinen etwas zu erzählen, jedenfalls plappern sie immer wieder dazwischen, worüber sich alle sichtlich freuen.

***

Dann merkst du, dass es langsam wieder Zeit wird, dich auf den Rückweg zu machen. Du verabschiedest dich von den anderen Kindern, streichelst noch einmal jedes Äffchen über den Kopf und sagst dann auch Krishna Auf Wiedersehen.

»Ich hoffe sehr, dass wir uns wiedersehen«, sagt dieser. »Wir sind oft hier am Fluss, und du bist immer herzlich willkommen, um mit uns zu spielen oder mit uns einfach beisammenzusitzen. Vielleicht können wir das nächste Mal ja gemeinsam mit den Kühen spielen, die ich normalerweise hüte. Oder wir reiten auf einem fliegenden Tiger … Uns fällt schon etwas ein.« Er lacht, nimmt dich kurz in den Arm und drückt dich. »Es war schön, dich kennenzulernen. Bis bald!«

Du machst dich auf den Rückweg, gehst zurück zur Dorf-

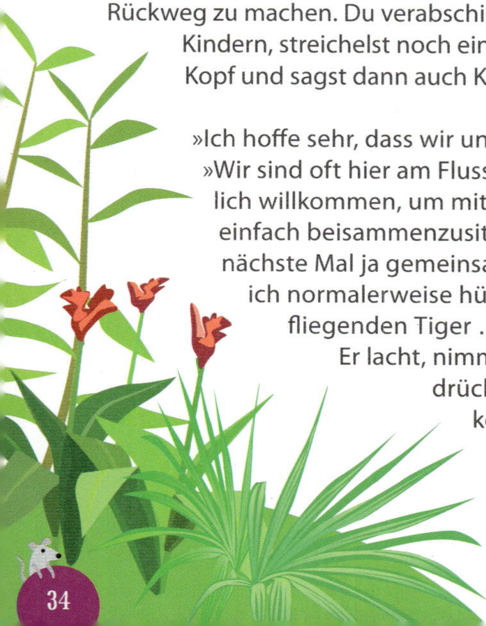

straße, schlenderst zwischen den Hütten umher und siehst dann, wie sich die indische Landschaft, das Dorf, die Menschen und Tiere langsam in Luft auflösen. Wie Nebel, der sich in der Morgensonne verzieht, lösen sich die bunten Bilder auf.

Dann öffnest du ganz gemächlich deine Augen, reckst und streckst dich vielleicht – und bist wieder ganz hier in deiner gewohnten Umgebung.

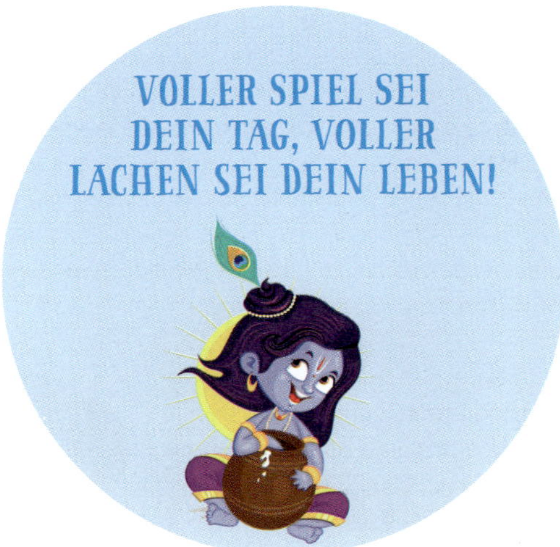
VOLLER SPIEL SEI
DEIN TAG, VOLLER
LACHEN SEI DEIN LEBEN!

NAMASTÉ

Diese Reise vermittelt die Grußgeste und Geste der Ehrerbietung auf kindgerechte Weise und erinnert jedes Kind daran, dass in ihm das Göttliche sichtbar ist.

Wenn du eine gemütliche Position für dich gefunden hast, lasse uns gemeinsam auf eine Reise gehen.

Schließe einfach deine Augen, und atme dreimal ganz tief durch. Dreimal tief einatmen und lang wieder ausatmen. Sehr gut. Spüre, wie dein ganzer Körper dadurch mit frischer Luft versorgt wird, sich deine Lungen ganz füllen und langsam wieder leeren.

***

Während du die gute, gesunde Luft einatmest, kannst du dich gleichzeitig auf den Weg machen.

Du bist nun auf einem kleinen, steinernen Hügel, und manche der Steine sehen so aus, als hätten sie einmal zu einem großen Haus gehört. Zwischen den Steinen wachsen kleine Bäume und Gräser. Die Sonne scheint warm vom Himmel herab, und langsam beginnst du, die Steine emporzuklettern.

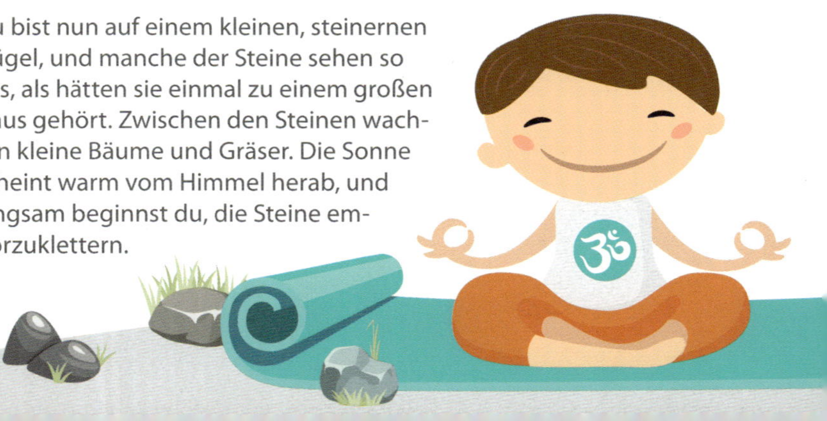

Manchmal musst du dich ganz schön strecken, aber irgendwie geht es immer weiter. Es ist fast wie ein Klettergerüst auf einem Spielplatz, nur viel besser. Und als du oben angekommen bist, kannst du erkennen, dass dies ein uralter, verfallener Tempel ist. Bestimmt war dieser einmal sehr groß und wunderschön.

Plötzlich tippt dir eine kleine Hand von hinten auf die Schulter, und du schaust dich um – da sitzt ein kleiner, grau-brauner Affe, der aussieht und sich auch so anhört, als würde er kichern. Um seinen Kopf herum stehen dicht gewachsene, weiße Haarbüschel, und sein Bart sieht fast so aus wie der von Papa Schlumpf. Der kleine Affe ist richtig lustig anzusehen.

Da legt er plötzlich die beiden Handflächen in der Mitte seiner Brust aneinander. Er sieht dir tief in die Augen und beugt dann ganz leicht den Kopf, als würde er sich verneigen.

Als er sich wieder aufrichtet und dich ansieht, merkst du, dass er darauf wartet, dass du das Gleiche tust. Also legst auch du deine Handflächen vor deiner Brust zusammen und neigst vorsichtig deinen Kopf. Der kleine Affe lacht, springt aufgeregt auf und ab und klatscht.

Diese Freude verwirrt dich vielleicht ein kleines bisschen, und der kleine Affe spürt das. Er bleibt ganz nah bei dir sitzen, und zu deiner weiteren Überraschung fängt er an zu reden.

»Normalerweise hoffen die Menschen, dass ich schnell wieder verschwinde, weil ich so gern ihre Wasserflaschen oder etwas zu essen stibitze. Aber viele Kinder freuen sich, mich zu sehen und mir nah

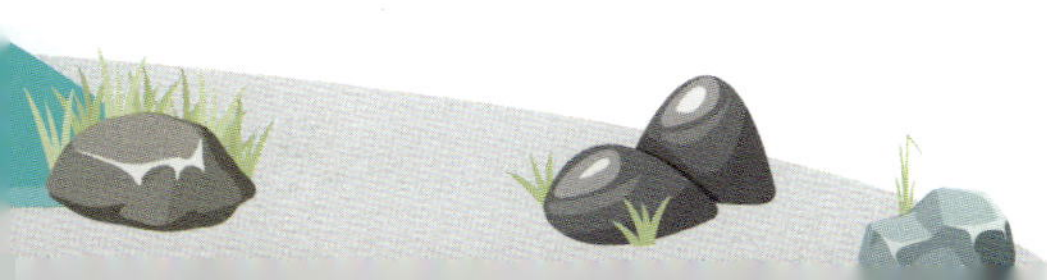

zu sein. Aber du bist der Erste, der mir gezeigt hat, dass ich für ihn das Göttliche bin. Das hat mich sehr gefreut!«

Und sogleich wiederholt der Affe die Geste mit den Händen und dem Kopfneigen. Da er sich anscheinend sehr darüber gefreut hat, wiederholst auch du diese Geste ganz langsam, damit der Affe lange etwas davon hat.

***

Wieder klatscht er in die Hände und macht fröhlich glucksende Geräusche. Und dann legt er eine Hand auf die Mitte deiner Brust.

»Genau hier ist dein Herzchakra – ein Rad aus Energie, das hell leuchtet und sich wunderschön drehen kann. Wenn du deine Hände so aneinanderlegst und zu deiner Brust bringst, dann tauchen sie in dieses schöne Licht ein. Und wenn du dich ein bisschen nach vorn neigst, dann verströmst du die Energie aus deinem Herzen – fast so, wie wenn du dich mit einem vollen Glas Wasser nach vorn beugst und es überfließt. Du lässt deine Herzensenergie zu demjenigen fließen, der dir gegenüber ist. Und das bin ich!«

Der kleine Affe freut sich so sehr darüber, dass du gar nicht anders kannst, als dich mit ihm zu freuen, und gemeinsam strahlt ihr beide über das ganze Gesicht.

»Natürlich ist das nur meine eigene bescheidene Erklärung. Die großen Yogis würden dir sagen, dass solche Handhaltungen hier in Indien ›Mudras‹ heißen und dieser Gruß ›Namasté‹ genannt wird. ›Namas‹ ist die Verehrung und ›té‹ bedeutet dir. Man will also dem anderen seine Ehrerbietung zeigen. Und genau deswegen habe ich mich auch so gefreut – du hast mich jetzt schon zweimal geehrt.

Wollen wir das noch einmal machen, weil aller guten Dinge drei sind? Dann verrate ich dir auch noch mehr!«

Der Affe hüpft aufgeregt neben dich und verneigt sich dieses Mal noch viel feierlicher als zuvor. Dann schaut er dich erwartungsvoll an, und natürlich machst du ihm diese Freude gern noch einmal.

Während du dich langsam verbeugst, hörst du seine Stimme: »Das Göttliche in mir verneigt sich vor dem Göttlichen in dir. Namasté.«

***

»Wir sind alle göttliche Wesen, die auf dieser Erde umherwandeln«, spricht der Affe weiter, »und wenn du genau weißt, dass du göttlich bist, und ich das auch weiß, wenn wir also beide göttlich sind, dann sind wir verwandt. So, wie alles miteinander verwandt ist, was es gibt. Manche sagen sogar, dann sind wir eins. Ist das nicht schön?!« Und mit strahlenden Augen legt der Affe seine eine kleine Hand auf die Mitte deiner Brust und die andere auf die Mitte seiner Brust und schaut dich mit seinen dunklen Knopfaugen ganz intensiv an.

»Vergiss niemals, dass in dir das Göttliche lebt und in all deinem Tun die Erde erleben darf. Durch dich strahlt ein ganz besonderes Licht, das nur du in diese Welt bringen kannst. Schön, dass es dich gibt!«

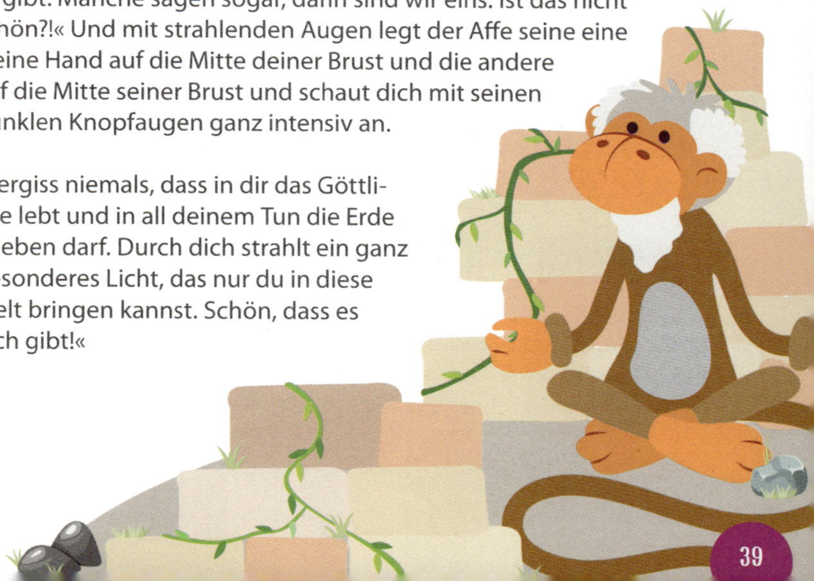

Langsam löst der Affe seine Hände wieder und lässt die Arme sinken. Du spürst, dass es nun bald Zeit wird, wieder nach Hause zu gehen. Wenn du magst, kannst du den Affen noch einmal ganz fest drücken. Er wird sich sicher sehr freuen.

»Danke, dass du gekommen bist. Und danke, dass du dich vor mir verneigt hast. Das werde ich niemals vergessen. Bis bald!«, flüstert er dir ins Ohr.

Ihr schaut euch noch einmal an, lächelt einander zu, und schon springt er an den Steinen empor, während du wieder hinabkletterst, den gleichen Weg, den du gekommen bist.

***

Unten am Fuße des kleinen Hügels legst du noch einmal die Hände vor deinem Herzen aneinander. Und genau so atmest du dreimal tief ein und aus. Bringe wieder ganz viel Luft in deine Lungen, deinen ganzen Körper.

Öffne dann wieder deine Augen. Willkommen zurück!

GÖTTLICH SEI DEIN WESEN, GÖTTLICH SEI DEIN GANZES LEBEN!

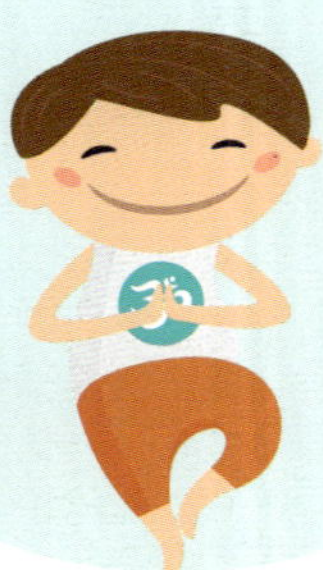

FRÖHLICH WIE GANESHA

Diese Reise führt dem Kind vor Augen, dass man Hindernisse überwinden kann, dass man das Leben leicht nehmen kann und dass ein froher Geist viele, viele Möglichkeiten hat.

Hast du heute Lust auf einen Ausflug? Möchtest du einen neuen und wirklich außergewöhnlichen Freund kennenlernen?

Dann atme jetzt dreimal tief durch, setze oder lege dich bequem hin, und gehe in Gedanken einmal durch deinen ganzen Körper. Das ist eine gute Vorbereitung für eine Reise. Spüre in deine Füße, deine Beine, dein Becken, deinen Rücken, deinen Bauch, deine Brust, deine Schultern, deinen Nacken, deine Arme und deine Hände, deinen Kopf und dein Gesicht.

Werde ganz ruhig, denn so kannst du Kraft für eine weite Reise sammeln.

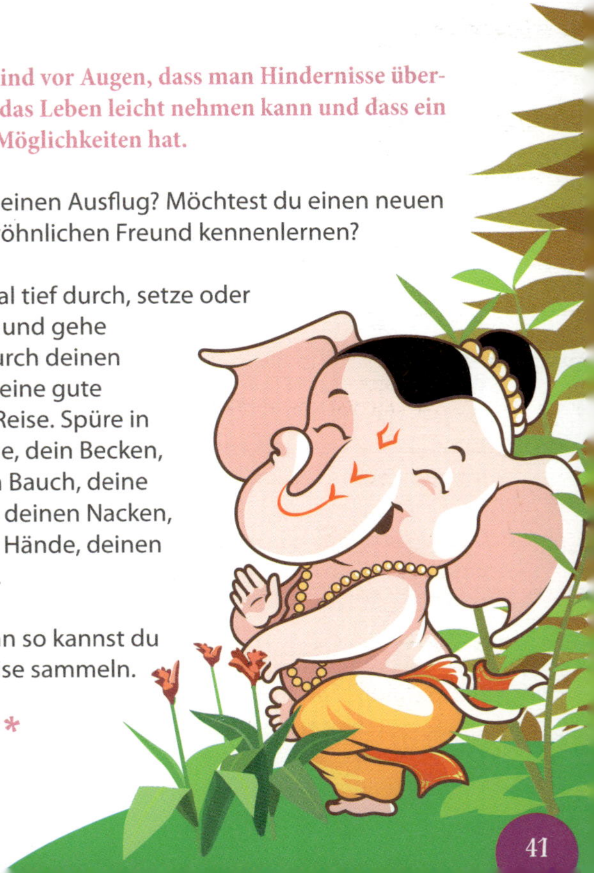

***

Nun stelle dir vor, wie du durch einen dichten Dschungel wanderst. Es ist heiß, die Bäume und Büsche stehen dicht an dicht, und du siehst viele spannende Tiere, die es bei dir zu Hause nicht gibt: bunte Vögel, hier und dort auch einmal eine Schlange, unzählige Insekten, und einmal erhaschst du sogar einen Blick auf einen Lippenbären mit seinem schwarzen Fell und dem weißen Fleck auf der Brust, der sofort wieder im Dickicht verschwindet. Die Natur hier ist wirklich wunderschön, alles ist so lebendig, und mit jeder Minute, die du hier verbringst, entdeckst du etwas Neues.

***

Du bist nun schon länger unterwegs, und langsam wirst du müde. Der Weg ist doch ziemlich anstrengend, und die Hitze tut ihr Übriges. Da siehst du plötzlich einen alten Tempel zwischen den Bäumen auftauchen. Mitten im Dschungel ragen seine Türme empor, die mit allerlei steinernen Bildnissen von indischen Gottheiten, Tänzerinnen und Tierfiguren verziert sind. Vielleicht ist es im Inneren dieses Tempels etwas kühler …

Du betrittst den Vorplatz des Tempels und bewegst dich auf den Eingang zu: ein großes Tor, das offensteht und den Blick auf das schattige Innere freigibt.

Du gehst durch das Tor hindurch, und sofort verändert sich die Temperatur. Hier drinnen ist es viel kühler als draußen, es tut richtig gut, hier zu sein. Langsam schreitest du durch den Tempel und fühlst dich gleich viel erfrischter. Du betrachtest die Götterfiguren, die überall aufgestellt sind, und kommst schließlich in eine Halle, an deren Stirnseite eine große Statue steht, die einen elefantenköpfigen Gott auf einer steinernen Lotosblüte sitzend zeigt. Aufmerksam schaust du dir die Staue an: die vier Arme, den dicken Bauch, den langen Rüssel und die großen Ohren. Eine Hand hält eine Axt, eine andere eine Lotosblume, die dritte Hand streckt einfach die Handfläche vor, und die vierte Hand hält eine Schale mit kleinen Bällchen aus Stein. Verwundert schaust du dich weiter um und fragst dich, was das alles bedeuten soll.

»Süßigkeiten?«, fragt da plötzliche eine freundliche Stimme mitten in die Stille hinein, sodass du erstmal erschrickst. Und dann siehst du, wie die Statue langsam Farbe annimmt. Das sandfarbene Gestein wird ganz bunt, die Blumengirlande um den Hals der Statue verwandelt sich in echte Blumen, die weiß und rosa sind und einen betörenden Duft verströmen. Der Rüssel bewegt sich, und die lustigen Äuglein des Wesens beginnen zu zwinkern. »Süßigkeiten?«, fragt es dich noch einmal und hält dir die Schale mit den Bällchen hin. Diese haben sich nun auch verwandelt: Sie sind nicht länger aus Stein, sondern echte, süße Reisbällchen, sogenannte Modakas.

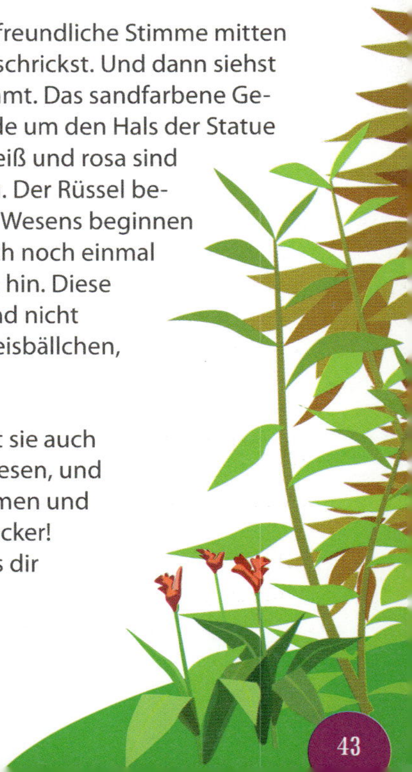

»Die mag ich am liebsten – und du wirst sie auch mögen«, meint das elefantenköpfige Wesen, und nun traust du dich, ein Bällchen zu nehmen und zu probieren. Hmmm, ist das süß und lecker! Da nimmst du gleich noch eins. Lasse es dir schmecken!

***

»Mein Name ist übrigens Ganesha, und dieser Tempel hier wurde mir zu Ehren gebaut. Ich bringe Glück, weißt du?! Zumindest aber Schatten …« Er lacht, und sein dicker Bauch hüpft auf und ab. Während du noch die Reisbällchen kaust und auch das Elefantenwesen sich eins nach dem anderen mit seinem Rüssel in den Mund stopft, hörst du plötzlich ein leises Piepsen und schaust nach unten, wo eine Maus sitzt und offenbar auch ein Reisbällchen abhaben möchte. »Oh«, macht Ganesha mit vollem Mund. »Das ist mein Reittier. Du kannst ihr ruhig ein Bällchen geben.«

Du wirfst der Maus ein Reisbällchen zu, und sie macht sich sofort daran, es zu verputzen. Dann schaust du Ganesha fragend an, denn irgendwie kannst du es nicht glauben, dass so ein großer, dicker Kerl auf so einer kleinen Maus reiten soll.

Ganesha lacht wieder und weiß genau, was du denkst. »Ja, das glaubt keiner, aber ich kann dir versichern, dass es stimmt. Aber wenn du mir nicht einfach glauben magst, können wir gerne gemeinsam auf der Maus reiten. Sie ist unfassbar stark. Wahrscheinlich von den vielen Reisbällchen …« Wieder lacht er und schüttelt dabei seine großen Ohren.

Die Maus hat nun ihr Reisbällchen aufgegessen und läuft eilig zu Ganesha, der tatsächlich aufsteigt und offenbar durch irgendeinen Zauber auf ihrem Rücken sitzen bleibt. »So, jetzt kannst du auf meine Schultern klettern«, meint er und hilft dir mit seinen Armen und seinem Rüssel, die richtige Position zu finden. Kaum sitzt du bequem und hältst dich an den großen Ohren fest, ruft er auch schon: »Auf geht's!« – und die Maus rennt los. Völlig ohne Probleme trägt sie den dicken Ganesha und dich auf

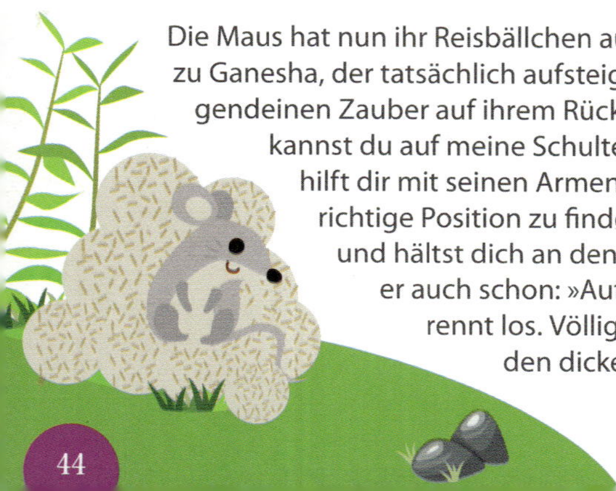

ihrem Rücken. Und sie ist verdammt schnell! Gemeinsam flitzt ihr durch alle Räume des Tempels, mal hierhin, mal dorthin, manchmal im Kreis herum. Ihr umkurvt andere Statuen, rast Gänge entlang, saust Treppen hinab und hinauf. An so eine flinke Maus als Reittier könntest du dich gewöhnen.

***

»Siehst du?!«, sagt Ganesha. »Wenn man wirklich will, ist ganz schön viel möglich, wovon man erst dachte, dass es niemals klappt. Man muss nur genau wissen, was man möchte, dann kann man Hindernisse aus dem Weg räumen … Oh oh, apropos Hindernis … Achtung!«

Und bumms! purzelt ihr vom Rücken der Maus, die so schnell war, dass sie eine Kurve nicht richtig nehmen konnte. Ganesha kugelt sich auf dem Boden und lacht sich kaputt. »Hui, das war lustig!«, sagt er und setzt sich auf. »Süßigkeiten?«

Das ist wirklich einmal ein Gott nach deinem Geschmack: Leckereien und eine Reitmaus, die durch den Tempel rast – das gefällt dir, oder?

»Nun, es hat mich wirklich sehr gefreut, dich kennenzulernen, aber ich glaube, du musst langsam wieder nach Hause, nicht wahr?«, fragt Ganesha nun. Und dir fällt auch auf, dass es schon ziemlich spät geworden ist. Und der Weg durch den Dschungel ist lang und anstrengend. »Puh«, machst du und nickst.

»Ich weiß, im Dschungel ist es momentan sehr heiß, aber wieso machst du es dir nicht einfacher? Du könntest doch einfach fliegen«, sagt Ganesha. Du runzelst die Stirn, aber Ganesha fährt schon fort: »Wenn ein dicker Elefantengott auf einer Maus reiten kann, dann kannst du auch fliegen. Du musst dir einfach nur vorstellen, wie es gehen könnte. Komm, wir klettern auf das Dach des Tempels!«

Und schon flitzt er die Treppen hoch. Du hättest gar nicht gedacht, dass so ein dicker Kerl so flink sein kann – aber Ganesha ist eben immer für eine Überraschung gut. Du läufst hinter ihm her, und oben angekommen schaut ihr vom Dach des Tempels auf die Baumwipfel hinunter.

»Nun, was meinst du? Wie könnte es gehen?«

Du überlegst kurz, und dann fällt es dir ein. Wenn Ganesha auf einer Maus reitet, könntest du ja auf einem Adler fliegen. Kaum hast du das gedacht, schwebt auch schon ein majestätischer Adler heran. »Ah!«, macht Ganesha. »Eine gute Idee!«

Zum Abschied legt er seine Stirn an deine … und kitzelt dich kurz mit seinen vier Händen. Gemeinsam lacht ihr, und du freust dich schon darauf, ihn wiederzusehen. Dann steigst du auf den Rücken des Adlers, der sich sofort in die Lüfte erhebt und dich wieder zum Ausgangspunkt deiner Reise zurückbringt. Es ist wunderschön, so hoch oben über dem Dschungel dahinzugleiten … Genieße deinen Flug und die Aussicht. Vielleicht entdeckst du noch etwas Spannendes …

***

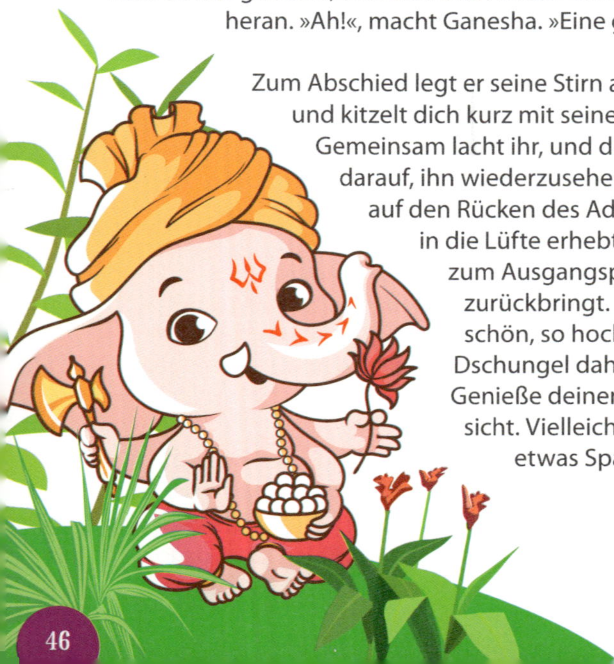

Dann landet ihr auf einer Wiese, und du steigst ab. Als du in deine Hosentasche greifst, findet du dort noch ein paar Reisbällchen, die Ganesha dir wohl beim Abschiedskitzeln heimlich in die Tasche gesteckt hat. Du teilst sie zum Dank mit dem Adler, der sich auch sehr darüber freut und sich dann wieder in die Lüfte schwingt.

Nun kannst du wieder in deine gewohnte Umgebung zurückkehren. Genug Abenteuer für heute! Langsam löst sich die Landschaft um dich herum auf. Die Farben verblassen, alles verschwindet wie Nebelfetzen im Wind.

Und jetzt kannst du ganz langsam deine Augen öffnen, dich ein wenig recken und strecken. Ab jetzt weißt du, dass man fast alle Hindernisse überwinden kann. Denn wenn ein Elefantengott auf einer Maus reiten kann, ist doch wohl wirklich alles möglich!

FRÖHLICH SEI DEIN TAG, VOLLER MÖGLICHKEITEN SEI DEIN LEBEN!

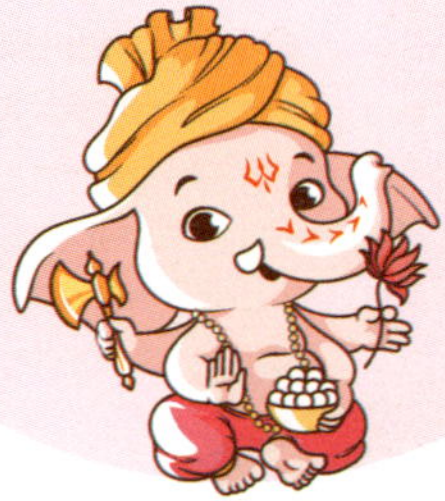

WIE EIN BAUM SEIN

Diese Reise ist erdend und verbindend. Sie lässt die Kinder die Ressourcen von Mutter Erde und Vater Himmel »anzapfen«, unterstützt also, sich zu nähren und gleichzeitig alles loszulassen, was nicht dienlich ist. Zudem gibt sie neue Impulse für Vrksasana – den Baum.

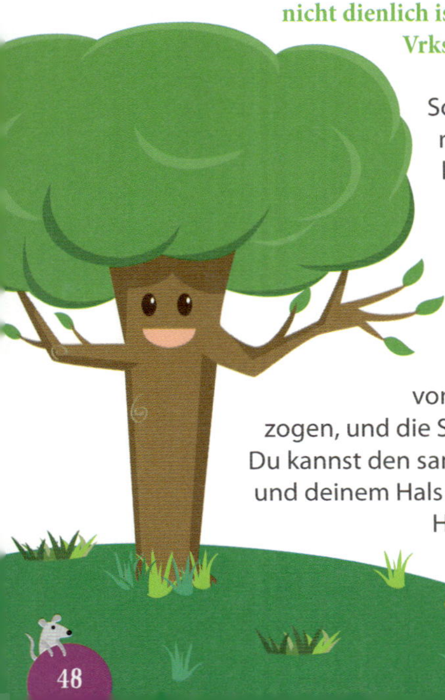

Schließe deine Augen, und atme dreimal ganz tief durch. Tief ein – und lange wieder aus.

Mit geschlossenen Augen kannst du dennoch ganz klar sehen, dass du dich jetzt auf einer wunderschönen Wiese befindest. Der blaue Himmel über dir wird nur von ein paar kleinen Wölkchen durchzogen, und die Sonne scheint warm von oben herab. Du kannst den sanften Windhauch auf deinem Gesicht und deinem Hals fühlen und vielleicht auch an deinen Händen. Ein Streicheln des Himmels und vielleicht auch ein kleines Kitzeln der Sonne.

Wecke auch deine anderen Sinne – kannst du etwas riechen oder hören auf dieser Wiese? Lausche und spüre einmal nach …

***

In der Mitte der Wiese steht ein riesiger Baum, der mit seiner großen Baumkrone einen langen Schatten wirft.

Und da, ganz am äußeren Ende des Schattens, steht ein kleinerer Baum, der jedoch genauso aussieht wie der große. Sein zarter Stamm und die Hälfte seiner Baumkrone werden von der Sonne angestrahlt, und nur die andere Hälfte liegt im Schatten des Großen. Irgendwie scheint er zu leuchten und dich wie magisch anzuziehen.

Du gehst über die Wiese auf diesen Baum zu. Je näher du ihm kommst, desto mehr scheint dieser kleine Baum in der Sonne zu flimmern – oder bewegt er sich etwa? Sieh ganz genau hin …

***

Vor dem Bäumchen angekommen scheint es, als wäre der Baum auch ein kleine Junge – oder eher ein Baumjunge, denn seine Haare sehen wie lange Blätter aus, und seine Haut ähnelt zarter Rinde.

»Hallo«, sagt er jetzt zu dir und lacht dich an. Du siehst, dass er nur auf einem Bein steht und das andere Bein angewinkelt mit dem Fuß an seinem Oberschenkel angelegt ist. Und weil er so lacht, wackelt er auch ein bisschen.

»Magst du mitmachen? Das tut richtig gut!«, lädt dieser Baumjunge dich ein. »Oh, Entschuldigung! Es war sehr unhöflich, dass ich mich nicht vorgestellt habe! Ich bin Karuno, ein Pflanzen-Deva, ein guter Geist der Pflanzen. Ich wohne in diesem Baum und wachse gemeinsam mit ihm. Jetzt gerade lerne ich von ihm, wie ich die Energie von Himmel und Erde nutzen kann. Magst du dabei mitmachen? Zusammen macht es viel mehr Spaß!«

Du weißt, was er meint, denn auch Spielen macht gemeinsam mit anderen mehr Spaß, und ganz gespannt stellst du dich genauso hin wie der kleine Pflanzen-Deva.

»Manchmal wackelt man am Anfang, aber das ist nicht schlimm. Stelle dir einfach vor, dass aus deinen Fußsohlen kleine Wurzeln in die Erde wachsen, gleich hier auf dieser Wiese. Je tiefer sie in die Erde hineinreichen, desto fester ist dein Stand. Probier's mal!«

Und du stellst dir tatsächlich kleine Wurzeln vor, die eine nach der anderen aus deinen Fußsohlen in die Erde hineinwachsen. Vielleicht merkst du auch schon, dass sich diese Wurzeln verzweigen und innerhalb der Erde immer mehr werden,

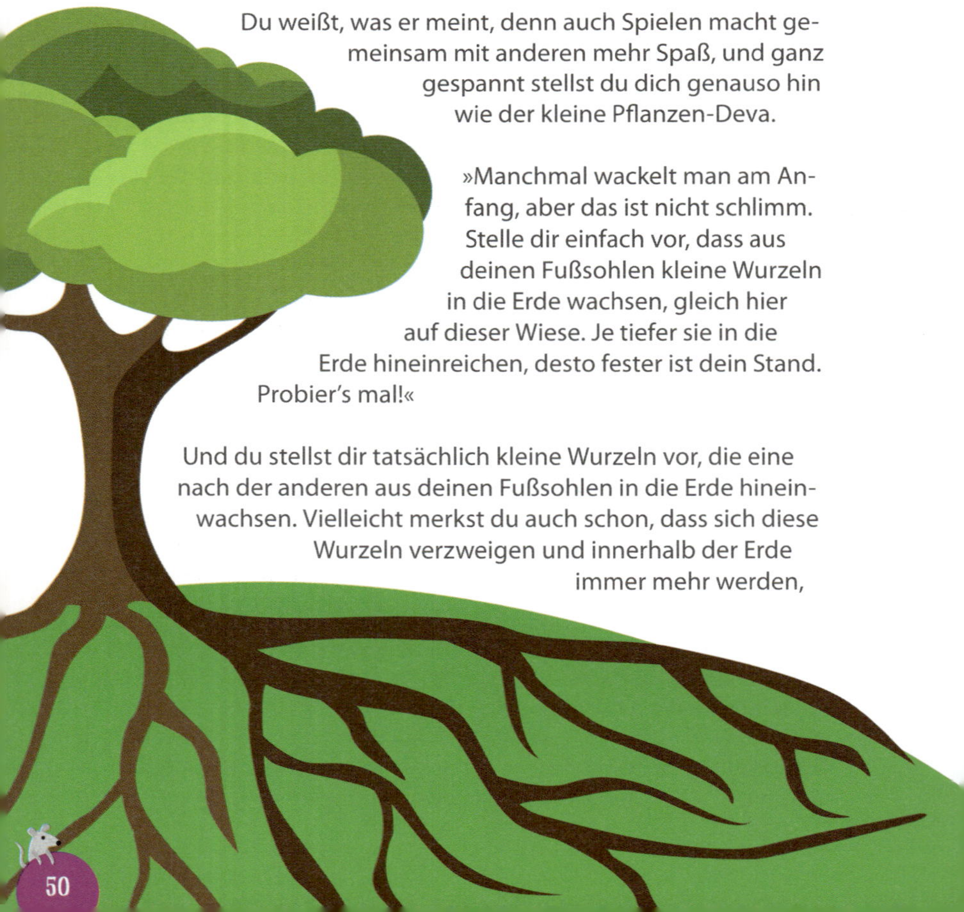

wie ein kleines Netz, das dich trägt. Nicht ganz so wie ein Trampolinnetz, weil es ja nicht federnd nachgibt, aber ein bisschen ähnlich.

Beobachte kurz deine Verwurzelung.

***

Da siehst du, dass Karuno nun ganz langsam seine Arme zum Himmel streckt und dich wieder verschmitzt anstrahlt.

»Wusstest du, dass sich die Bäume auch mit dem Himmel verbinden können, nicht nur mit der Erde? Sie recken ihre Zweige und Blätter immer dem Licht entgegen und strecken sich in diese Richtung ganz aus. Und dann laden die Blätter das Sonnenlicht ein, sie aufzutanken und mit allem zu versorgen, was der ganze Baum für sein Wachstum benötigt. Du kannst auch darum bitten, wenn du magst. Strecke langsam deine Zweige, also deine Arme empor!«

Und das machst du auch genauso langsam und achtsam, wie du es zuvor bei Karuno gesehen hast.

Vielleicht wackelst du dabei ein kleines bisschen, aber das ist bei einem Baum, durch den der Wind des Himmels weht, ja auch nicht anders. Du erinnerst dich an deine Wurzeln, die von den Fußsohlen ausgehen, und hast gleich wieder festen Stand – es funktioniert wirklich!

»Ich sehe, dass du schon beides zugleich kannst. Große Klasse!
Du ziehst gerade die Nahrung aus der Mutter Erde und die Sonnenenergie und Wachstumskraft aus dem Himmel. Das gibt dir einen sicheren Stand und versorgt dich mit allem, was du brauchst. Spürst du das?«, fragt dich der kleine Pflanzen-Deva.

Und du spürst wirklich, wie dein Körper und deine Seele mit Kraft versorgt werden – wie die Kraft der ganzen Welt in dich hineinfließt und dich erfüllt. Vielleicht kannst du es sogar sehen, so, wie bei den Wurzeln.

Wie sehen diese Verbindungen in den Himmel aus? Genauso wie Wurzeln? Oder ganz anders? Und fühlt es sich aus deinen Händen heraus so an wie durch deine Fußsohlen hindurch?

***

Spüre, wie dich ganz viel Energie der Erde und des Himmels umgibt und durch die feinen Wurzeln in dich hineinfließt, als würdest du mit den Füßen und Händen durch einen Strohhalm trinken …

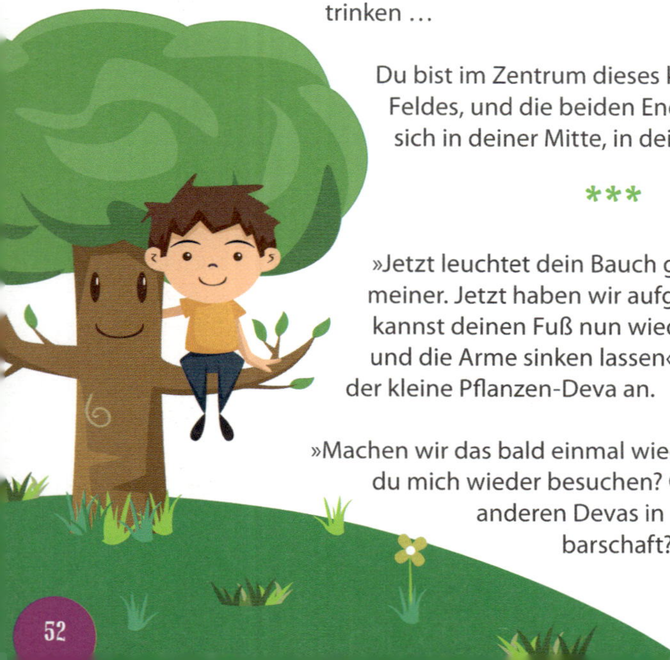

Du bist im Zentrum dieses kraftvollen Feldes, und die beiden Energien treffen sich in deiner Mitte, in deinem Bauch.

***

»Jetzt leuchtet dein Bauch genau wie meiner. Jetzt haben wir aufgetankt. Du kannst deinen Fuß nun wieder abstellen und die Arme sinken lassen«, strahlt dich der kleine Pflanzen-Deva an.

»Machen wir das bald einmal wieder? Kommst du mich wieder besuchen? Oder die anderen Devas in deiner Nachbarschaft? Ich bin sicher, die werden sich auch freuen, wenn du mit ihnen gemeinsam auftankst.«

Karuno winkt dir zum Abschied noch einmal herzlich zu, und dann verschwindet er mit einem Flimmern einfach so in dem großen Baum – sein Gesicht verschwindet, bis du nur noch die schöne, warme Rinde des Baums siehst.

***

Du spürst, dass es nun Zeit ist, wieder zurückzukehren. Verabschiede dich von Karuno, und wenn du magst, bedanke dich bei ihm. Auch wenn du ihn nicht mehr sehen kannst – er kann dich hören.

***

Wann immer du Kraft und Energie brauchst, kannst du dich an diese Übung erinnern und daran, dass alle Bäume das jeden Tag machen, damit sie bei jeder Wetterlage ganz aufrecht stehen können. Vielleicht besuchst du bald einen Baum in eurem Garten oder einem nahen Park? Du weißt ja: Gemeinsam macht es viel mehr Spaß!

Öffne nun langsam deine Augen, und beende auf deine Weise diese Reise.

Komme wieder ganz hier im Raum an.

KRAFTVOLL SEI DEIN WACHSTUM, KRAFTVOLL SEI DEIN LEBEN!

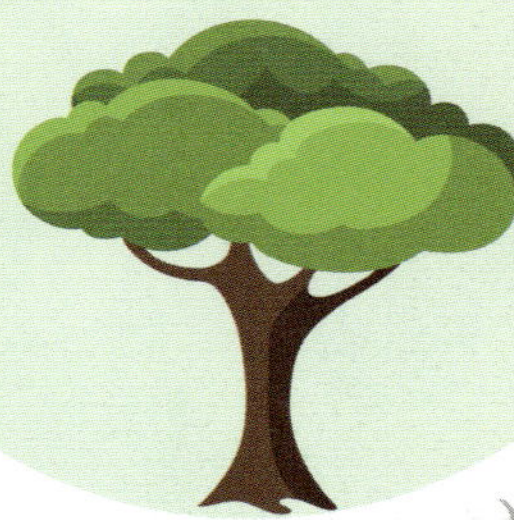

OM – WENN DAS UNIVERSUM SINGT

Diese Reise führt in die Weite des Universums und verbindet die Kinder mit dem Urlaut OM (auch AUM), dessen Bedeutung sie spielerisch nebenbei erfahren. Gern kann hierbei mit den Kindern getönt werden (während, vor oder nach der Reise).

Finde für dich einen gemütlichen Ort, von dem aus du dich nun ganz in Ruhe zu einer Reise in die Weite des Universums aufmachen kannst. Dazu kannst du liegen oder sitzen, ganz so, wie du es am liebsten magst.

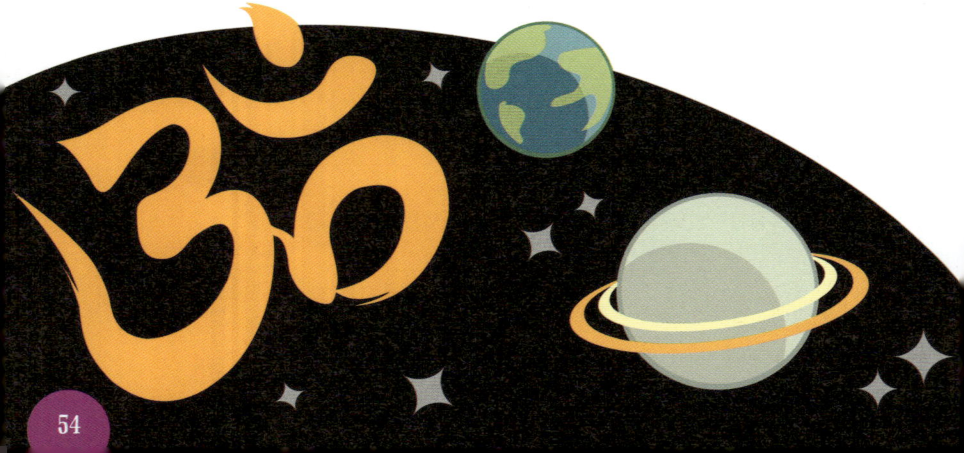

Schließe nun deine Augen, damit deine Fantasie erwacht. Nimm drei tiefe Atemzüge, und komme mit jedem Atemzug ganz an deinem gemütlichen Ort an.

Stelle dir jetzt vor, dass du auf einer Wiese stehst. Was kannst du am Rande dieser Wiese erblicken? Was kannst du riechen? Und was fühlst du auf deiner Haut?

Gehe ein paar Schritte auf dieser Wiese umher, sieh dich um, und lausche den Geräuschen der Natur.

***

Auf einmal spürst du einen sanften Windhauch auf deiner Haut und hörst etwas, was wie sehr große Flügelschläge klingt. Instinktiv schaust du nach oben.

Von dort kommt ein blütenweißer, riesiger Schwan geflogen, dreht eine Runde über dir und landet dann ganz nah bei dir. Es sieht dich aufmerksam an. Du spürst, dass er nur für dich hergekommen ist und auf dich gewartet hat.

»Ich begrüße dich herzlich!«, sagt der Schwan. »Hast du Lust auf eine gemeinsame Reise? Ich würde dir gern zeigen, wie das Universum entstanden ist. Hast du Lust?«, fragt er dich und bückt sich ein wenig, damit du leicht auf seinen großen, gemütlichen Rücken klettern kannst. Wie in einem weichen Federbett ist es dort, und du weißt, dass du vertrauensvoll mitfliegen kannst.

Da hebt der Schwan auch schon mit einigen kräftigen Flügelschlägen ab und steigt hoch hinauf in die Lüfte. Wenn du magst, schnuppere doch einmal, ob es hier anders riecht als auf der Wiese …

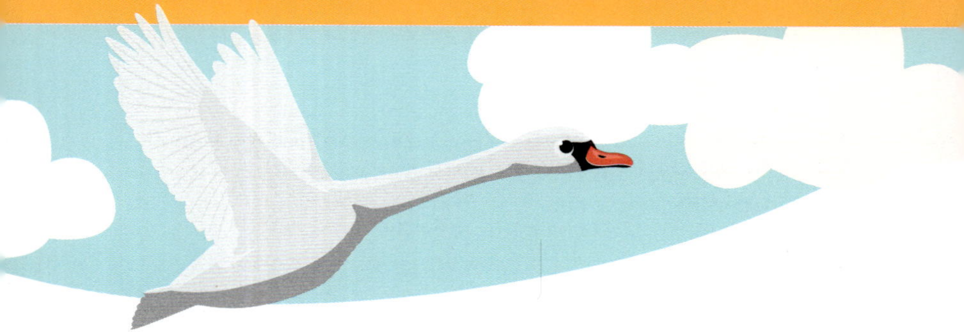

Immer höher steigt ihr hinauf. Vorbei an den Wipfeln der höchsten Bäume, vorbei an den Wolken hoch am Himmel und sogar noch viel höher, als du dir überhaupt vorstellen kannst … vorbei an den Sternen und Planeten …

Je höher ihr fliegt, desto stiller wird die Welt um euch herum – man hört nicht einmal mehr einen Lufthauch von den Schwanenflügeln. Dein Atem ist vielleicht das lauteste Geräusch und die größte Bewegung – auch der Schwan gleitet weiterhin tonlos und bewegungslos dahin.

Mitten in dieser langsamen, stillen und fast unwirklichen Atmosphäre hörst du eine tiefe freundliche Stimme sprechen: »Willkommen in der Mitte des Universums! Ich bin Brahma, und ihr Menschen kennt mich oft auch als Gott. Ihr habt viele Namen für mich, und dennoch werde ich immer auch der namenlose Eine sein. Dieser Schwan ist das Reittier meiner lieben Frau Saraswati, und ich habe ihn geschickt, um dich sicher zu mir zu bringen. Hattest du einen angenehmen Flug?«, fragt dich die Stimme Gottes.

Du nickst, und Brahma spricht weiter: »So still und so bewegungslos war es einst, als ich das Universum erschaffen wollte. Man konnte nichts spielen, entdecken oder erfahren – alles schien tief und fest zu schlafen … und war ganz schön langweilig. Vielleicht kennst du das von den Wochenenden, wenn morgens alle lange schlafen wollen und du lieber etwas spielen und Schönes erleben möchtest? Naja, genauso ging es mir inmitten dieses tiefen Schlafes des Universums. Du weckst dann bestimmt auch jemanden auf, richtig? Und ich habe meine liebe Saraswati gerufen. Sie kam auf dem Schwan, auf dem du gerade sitzt, und hat mir aufmerksam zugehört. Und weil sie die Göttin der Weisheit ist, hat sie mir auch eine sehr wichtige Frage gestellt: ›Was genau willst du denn erschaffen und erleben?‹ Es braucht ja immer erst eine zündende Idee, um etwas Tolles zu basteln oder zu malen, stimmt's?! Jedenfalls habe ich dann meine Idee ganz genau beschrieben: eine Welt voller Fülle und Leben und einer göttlichen Ordnung, die alles ganz geborgen umfängt. Und weißt du, was sie gemacht hat?« Brahma schweigt erwartungsvoll, aber dir fällt beim besten Willen nichts ein, was diese Göttin gemacht haben könnte.

Plötzlich hörst du, wie die Saite eines Instruments gezupft wird, die ganze Saite zu schwingen beginnt, einen langen, nachschwingenden Ton erklingen lässt, deinen Körper zum Vibrieren bringt und dann irgendwann ganz langsam wieder verklingt. Es kehrt wieder Ruhe ein.

»Genau das hat sie gemacht. Mit einem Ton von der Saite ihrer Laute hat sie Bewegung hervorgebracht, Schwingung für alles, was ist. Diese Bewegung bringt die kleinsten Zellen zum Tanzen. Hast du es in deinem Körper gespürt? Dieser Ton begrüßt uns, sagt sanft Hallo, bleibt eine Weile bei uns, vielleicht tanzen wir auch gemeinsam – und dann ebbt er ab und sagt uns Auf Wiedersehen. Genau so ist das Leben: Es kommt und geht, wird und vergeht, bewegt sich und wird still. Und genau so wollte ich den unendlichen

Kreislauf des Universums und des Lebens erschaffen. Saraswati hatte recht, wir brauchten einen Urklang, aus dem alles Leben, alle Bewegung entstehen konnte!«

Auch wenn du Brahma noch immer nicht sehen kannst, so klang seine Stimme nun sehr fröhlich und begeistert. Auch der Schwan putzt sich ein bisschen Staub von seinen Federn und setzt sich bedeutsam auf, als würde nun noch etwas Wichtiges folgen.

Und tatsächlich … ein ganz besonderer Klang erfüllt nun die Weite des Universums:

»OOOOOOOOOOmmmmmmmmmmmmmmm…«
(gern auch »Aaaaaaaa-uuuuuuuuuu-mmmmmmmmmmmmmm…«)

***

Nachdem der Klang des Om sich langsam in der Stille des Universums aufgelöst hat, spricht Brahma wieder zu dir: »Dieser Klang umfasst alles, was ich mir als Gott gedacht habe, und alles, was ich für alle Wesen erschaffen wollte. Alles sollte für euch schwingen und klingen, so, als ob das Universum singt und euch zum Tanzen einlädt – und zum Mitsingen! Magst du einmal mitsingen?«

»OOOOOOOOOOmmmmmmmmmmmmmmm…«
(gern auch »Aaaaaaaa-uuuuuuuuuu-mmmmmmmmmmmmmm…«)

»Das klingt wundervoll! Lasse uns noch ein drittes Mal das OM tönen«, sagt Brahma.

»OOOOOOOOOOmmmmmmmmmmmmmmm…«
(gern auch »Aaaaaaaa-uuuuuuuuuu-mmmmmmmmmmmmmm…«)

»Wie schön, ich danke dir! Es ist eine Freude, mit dir zu tönen!«, sagt die freundliche Stimme Gottes. Und damit bist nicht nur du gemeint, sondern auch der Schwan, der aus vollem Halse mitgetönt hat.

»Man sagt, dass die heilige Silbe des OM die Basis aller Sprachen ist, und so kann selbstverständlich jede Pflanze und auch jedes Tier mit dir gemeinsam tönen und alle Menschen aus allen Ländern. So können wir uns alle verstehen und gemeinsam singen«, spricht Brahma weiter zu dir.

Der Schwan breitet seine Flügel aus und bewegt sie sanft und langsam auf und ab. »Saraswati hat uns noch mehr gezeigt, als sie ihre Laute zum Schwingen brachte«, erklärt er dir. »Erinnerst du dich, als eben dein Körper vibriert hat? Die Schwingungen des Instruments brachten die Luft zum Schwingen und dann schließlich auch deinen Körper. In diesem Urklang verschmelzen immer drei Dinge – und das nennt man dann Dreiheit, weil drei Dinge eins werden: das Instrument, die Luft und dein Körper. Aber es gibt auch noch andere Dreiheiten. Zum Beispiel kannst du wach sein, ganz tief schlafen oder träumen … oder ein Kind sein, Vater oder Mutter sein oder sogar Opa oder Oma … und du kannst auf schöne Dinge zurückblicken, die du erlebt hast – oder genießen, was du jetzt gerade hier mit uns erlebst – oder dir überlegen,

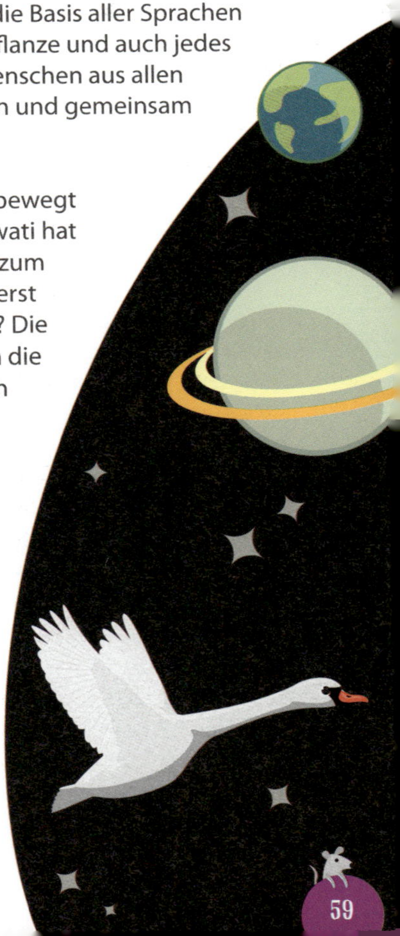

was du nachher, wenn du wieder zu Hause bist, am allerliebsten machen möchtest. Vergangenheit, Gegenwart und Zukunft. Und noch so vieles mehr! OM umfasst einfach alles, und dabei kitzelt es auch noch so schön im Bauch und an deinen Lippen, wenn es schwingt und summt. Findest du nicht auch? Komm, wir tönen noch dreimal das OM, um uns damit von Brahma zu verabschieden – dann wirst du schon sehen. Achte besonders auf das lang gezogene Mmmmmm … Spürst du das Vibrieren?«

»OOOOOOOOOOmmmmmmmmmmmmmm…«
(gern auch »Aaaaaaa-uuuuuuuuuu-mmmmmmmmmmmmmmm…«, dreimal tönen)

***

Nach einer kurzen Zeit, in der die Klänge in deinem Körper nachvibriert haben, kehrt nun ganz friedliche Stille in dich ein. Auch dem Schwan scheint es genauso zu gehen wie dir.

Da erklingt noch einmal die freundliche, tiefe Stimme Gottes: »Danke, dass du gekommen bist und mit mir und für mich gesungen hast! Ich würde mich sehr freuen, wenn du das nicht vergisst und ab und zu, wenn du an mich denkst, ein kleines Lied zu mir schickst. Erinnere dich immer daran: Das Universum singt für alle, und wenn alle mit einem Lied aus ihrem Herzen antworten, dann singen wir nicht nur, dann tanzen auch unsere Herzen. Und manchmal auch unsere Körper, das macht Spaß! Ich werde dir immer ganz nah sein, wenn du singst, damit ich keinen Ton verpasse. Lasse es dir gut gehen!«, verabschiedet sich die wohlklingende Stimme, und ein leiser Windhauch weht an dir vorbei. Ob Brahma wohl unsichtbar ist?

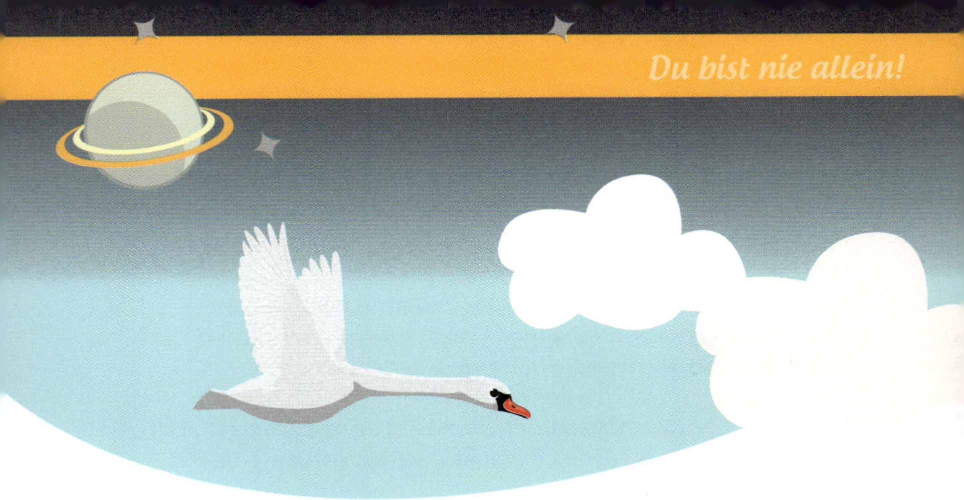

Und als hätte dieser sanfte Hauch dem Schwan ein Startsignal gegeben, setzt er seine Flügel in Bewegung, dreht noch drei kleine Kreise in der Mitte des Universums und fliegt dann sanft immer tiefer hinab … vorbei an den Sternen und Planeten … auf die weißen Wolken zu, durch die Wolken hindurch und auf die großen Bäume zu, immer tiefer hinab, an den Bäumen vorbei und auf die Wiese zu. Schließlich landet der riesige Schwan dort sanft und klappt einen Flügel aus, auf dem du hinabrutschen kannst.

Und schon bist du wieder gelandet, aus der Weite des Universums zurück auf der Erde.

Hier wird es nun Zeit für einen weiteren Abschied. Vielleicht magst du einmal zum Dank deine Arme um den langen Hals des Schwans legen und ihn fest drücken?

Sicher freut er sich darüber. Verabschiede dich nun von Saraswatis Schwan.

Nach eurer Umarmung ist es nun wirklich Zeit für seinen Rückflug. Er sieht dich noch einmal an und winkt dir mit einem Flügel kurz zu. Dann hebt er wieder ab und gleitet hoch hinauf in die Lüfte, bis er schließlich verschwunden ist.

Nimm nun noch einmal drei tiefe Atemzüge, und komme mit jedem einzelnen davon wieder ganz auf deinem gemütlichen Platz an, von dem aus du zu dieser Reise aufgebrochen bist.

Bewege dann langsam deine Finger und Zehen, recke und strecke dich – vielleicht magst du auch einmal herzhaft gähnen – und öffne dann langsam deine Augen.

GÖTTLICH SEI DEIN TAG, GÖTTLICH SEI DEIN LEBEN!

FREUNDLICH WIE PARVATI

Jeder Mensch ist wichtig, einzigartig und unersetzbar. Und es ist ebenso wichtig, jedem Menschen freundlich und achtsam zu begegnen. Diese Reise stärkt jene Qualitäten und zeigt darüber hinaus, wie wertvoll Gastfreundlichkeit ist. Sie gibt dem Kind die Möglichkeit, einen Moment aufzulösen, in dem es von anderen ausgelacht oder geärgert wurde.

Hast du schon einmal von Parvati, der Weltenmutter, gehört? Wir können sie im riesigen Himalayagebirge treffen, das manchmal auch »Dach der Welt« genannt wird, weil es so hoch oben ist.

Was hältst du davon, wenn wir sie heute besuchen? Wenn du willst, kannst du dich gleich auf den Weg machen.

Aber Moment: Hoch oben im Gebirge ist die Luft ganz anders als hier, lasse uns diese Reise daher vorbereiten. Also, jetzt erstmal bequem hin-

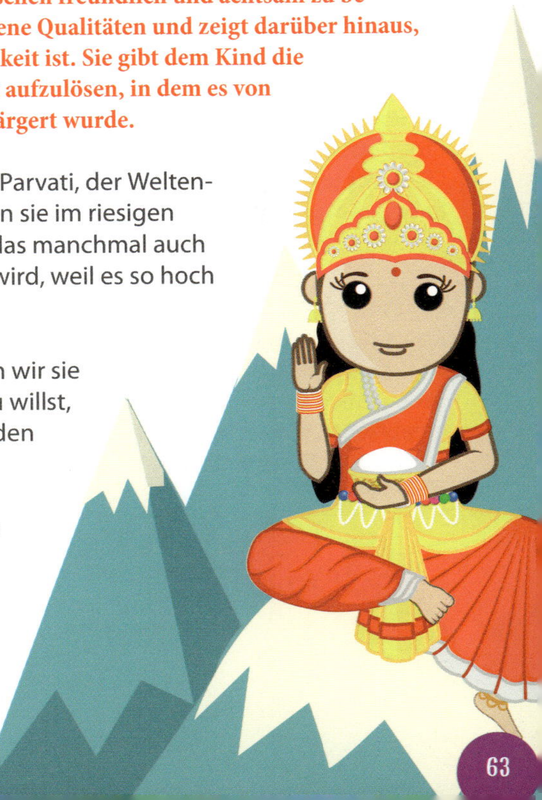

setzen oder hinlegen, Augen schließen und tief durchatmen. Aber ausnahmsweise nicht dreimal, sondern siebenmal. Fülle mit jedem Atemzug deine Lungen mit frischer Energie, die über deinen Atem einströmt, und lasse alle verbrauchte Luft mit einem langen Ausatmen aus dir herausströmen.

Eins, zwei, drei, vier, fünf, sechs und sieben … *(an den Atemrhythmus anpassen)*

Jetzt ist dein Körper gestärkt, mit frischer Luft versorgt und dein Geist so klar wie ein Himmel ohne Wolken. Nun kann es endlich losgehen!

Stelle dir vor, wie du am Fuße eines gewaltigen Berges stehst. Hoch ragt dieser riesige Berg über dir auf – und ganz oben siehst du vielleicht Schnee auf dem Gipfel liegen. Hier unten ist es jedoch angenehm warm. Sieh dir das Gebirge in aller Ruhe an, und schaue einmal, ob du den höchsten Berg erkennen kannst …

Während du deinen Blick über die Landschaft schweifen lässt, siehst du ein Stück weiter oben ein kleines, helles Haus, das sich an den Fels zu schmiegen scheint. Es ist nicht allzu weit entfernt. Schaue dich einmal um, ob du einen Weg entdecken kannst, der hinaufführt. Vielleicht kannst du ja auch einfach klettern? Probiere es einmal aus.

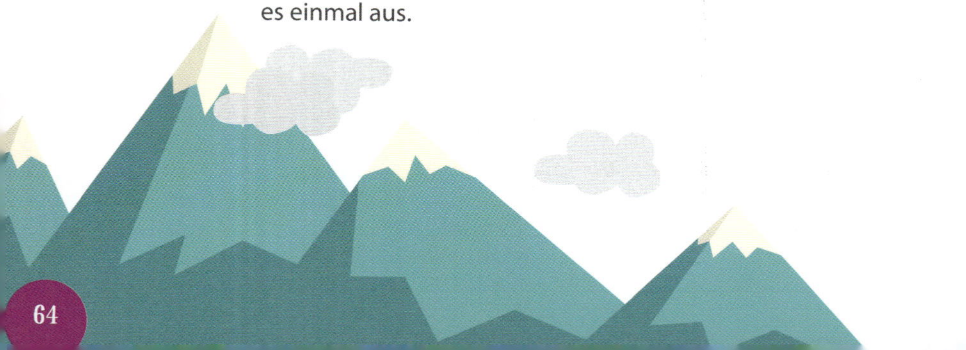

***

Schon fast bei dem hellen Haus angekommen, siehst du eine dunkelhäutige Frau aus der kleinen Holztür des Hauses heraustreten. Ihre Kleidung ist ganz weiß, und ihr dunkles Gesicht bildet einen schönen Kontrast zu ihrem Haus und ihren Gewändern. Kaum hat sie dich erblickt, läuft sie fröhlich auf dich zu: »Willkommen! Du hast diesen abenteuerlichen Weg auf dich genommen – wie schön, dass du nun hier bist! Ich bin Parvati. Magst du etwas trinken? Komme doch mit hinein«, begrüßt sie dich überschwänglich und wendet sich direkt mit einer einladenden Handbewegung in Richtung Haus, sodass du ihr einfach folgen kannst.

Gleich im Eingangsbereich siehst du ein Gemälde, das die schöne Frau im Arm eines Mannes zeigt, der in der anderen Hand eine Art großen Speer mit drei Zacken hält. In ihrer Mitte ist ein kleiner Junge mit einem Elefantenkopf und bunten Bemalungen. Moment mal … »Das ist meine Familie. Mein Mann Shiva und unser Sohn Ganesha. Vielleicht hast du schon einmal von ihnen gehört? Und das ist unser Sohn Skanda.« Sie zeigt auf ein weiteres Bild, auf dem ein starker, junger Mann mit einem Speer in der Hand zu sehen ist. »Komme doch mit in die Stube, und setze dich. Was darf ich dir bringen? Naschst du gern Süßes wie Ganesha?«, zwinkert sie dir zu und stellt eine Schale mit leckerem, süßem Gebäck und Obst vor dich. »Bitte bediene dich, und nimm gern reichlich! Wir haben immer genug Leckereien im Hause, falls uns lieber Besuch überrascht, so, wie du jetzt. Das ist wundervoll!«

Wahrscheinlich staunst du nicht schlecht, dass du bei Parvati die leckeren Dinge essen darfst, die Ganeshas Bauch so rund gemacht haben. Lasse es dir schmecken, und genieße die unterschiedlichen Backwaren und Früchte.

***

»Wie ist denn dein Name?«, fragt dich Parvati lächelnd. Und da fällt dir auf, dass du so herzlich willkommen geheißen wurdest, als würdet ihr euch schon lange kennen – kein Wunder, dass du völlig vergessen hast, dich vorzustellen. Natürlich antwortest du ihr direkt mit deinem Namen.

*** (KURZE PAUSE) ***

»Ein schöner Name! Es freut mich, dass du hier bist!«, sagt Parvati direkt. »Ich bin die Tochter des Himavat, der der Gott des Himalaya ist, also all der riesigen Berge, die uns hier umgeben. Und Parvati bedeutet auch ›Tochter des Berges‹. Ich bin viel umhergezogen und habe vieles gesehen, aber zu Hause ist es eben doch am schönsten, deshalb lebe ich jetzt hier in meiner Berghütte. Ich hoffe, sie gefällt dir?!«

Du nickst und lässt deinen Blick im Raum umherschweifen. Die vielen bunten Kissen, die vielen kleinen, verzierten und reich geschmückten Gegenstände und Zimmerecken lassen das ganze Haus liebevoll eingerichtet erscheinen. Du kannst sehen, dass sich hier jeder Gast wohlfühlen soll, nicht nur wegen des leckeren Gebäcks.

Parvati hat dir den Rücken zugewendet und scheint einen Teller neu zu befüllen. Als sie sich umdreht, hat sie plötzlich eine viel hellere Haut. Was ist passiert?

Vielleicht hast du große, überraschte Augen gemacht, jedenfalls sagt sie dir: »Ich bin die Weltenmutter, und in mir sind alle Kinder dieser Welt vereint, alle Frauen, alle Länder. Deswegen kann ich auch in allen Hautfarben erscheinen. Ich fühle mich allen Kindern sehr verbunden, und es würde mich freuen, wenn alle diese Verbundenheit spüren. Es ist so schön und so friedlich, wenn wir gemeinsam in Verbundenheit naschen und gemeinsam lachen, nicht wahr?!« Wieder zwinkert sie dir zu und stellt einen frisch gefüllten Teller vor euch auf den kleinen Tisch.

»Als Ganesha noch klein war, war er nicht sofort so beliebt, wie er heute ist … Ich kann mich erinnern, dass es ihm manchmal doch schwer ums Herz war. Andere Kinder haben über ihn gelacht, weil sein Kopf so viel größer war … und eben der eines Elefanten. Dann hat er mir immer sein Herz ausgeschüttet, und später haben wir dann ein schönes Muster auf seine Stirn gemalt, damit er sich immer wunderschön fühlt. Die Muster stammen aus einer alten, magischen Zeit, und wir haben immer genau das ausgesucht, was gerade zu seiner Stimmung am allerbesten passte. Sie konnten seine trüben Gedanken dann einfach wegzaubern. Kennst du solche Situationen auch? Hat schon einmal jemand über dich gelacht? Dann können wir das auch verzaubern!«

Parvati ist so lieb und lächelt so einladend, dass du einfach einmal nachdenken kannst … Gab es vielleicht vor Kurzem eine Situation, zum Beispiel in der Schule oder in deiner Nachbarschaft, wo du ausgelacht wurdest? Magst du es ihr anvertrauen? Es ist ganz einfach! Parvati ist eine Göttin, und deswegen kann sie alles hören, was du ihr in Gedanken schickst – du musst es dazu nicht einmal laut aussprechen. Was für eine tolle Chance!

»Alles, was wir mit Liebe verzaubern, kann uns nicht mehr wehtun. Vielleicht hast du etwas ganz Kleines, womit du es einmal ausprobieren magst – denn du kannst ja auch jederzeit wiederkommen. Lasse uns eine Minute magisch zaubern.«

Es ist ein schöner Gedanke, dass aus etwas, was einen geärgert oder traurig gemacht hat, ein so schönes Muster werden kann. Du hast nun eine Minute Zeit, um Parvati in Gedanken das zu erzählen, was du magst. Vielleicht auch schöne Dinge – alles, was dir gerade in den Sinn kommt. Mal sehen, was sie dann machen wird. Wie aufregend! Lasse dich verzaubern!

***

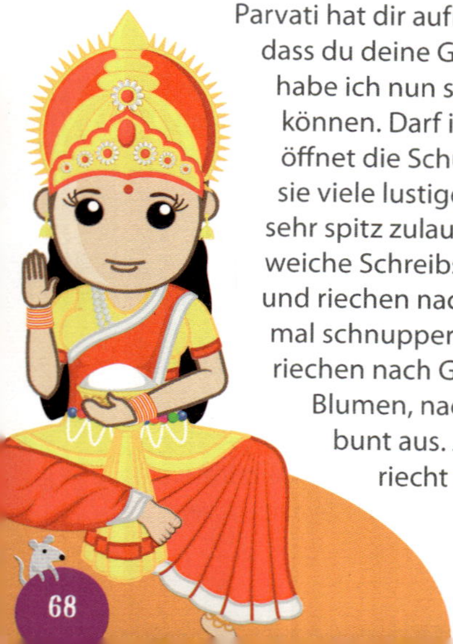

Parvati hat dir aufmerksam zugehört. »Ich danke dir, dass du deine Geschichte mit mir geteilt hast. Dazu habe ich nun schon ein passendes Muster erkennen können. Darf ich es dir aufmalen?«, fragt sie und öffnet die Schublade eines kleinen Tisches, aus der sie viele lustige Stifte herausholt. Diese sehen wie sehr spitz zulaufende Dreiecke aus und haben ganz weiche Schreibspitzen. »Diese Kajal-Stifte sind weich und riechen nach kostbaren Duftölen. Magst du einmal schnuppern?«, fragt sie dich. Und tatsächlich, sie riechen nach Gewürzen, nach ätherischen Ölen, nach Blumen, nach Frische und sehen dazu noch schön bunt aus. Jeder Stift hat eine kräftige Farbe und riecht anders.

***

»Magst du damit dein persönliches Muster aufgemalt bekommen?«, fragt sie und löst bereits die Kappe des ersten Stifts. Du bist bestimmt schon ganz neugierig und nickst.

Schwungvoll trägt Parvati mit verschiedenen Stiften ein Muster auf deiner Stirn auf. Vielleicht kitzelt es an manchen Stellen, und manchmal scheint sich das Muster bis auf die Nasenwurzel und den Nasenrücken zu erstrecken. Sie kichert – und steckt dich damit ein wenig an …

Nach einiger Zeit schaut sie dich prüfend an und nickt dann anscheinend voll und ganz zufrieden mit ihrem Werk. »Ja, so ist es gelöst. So ist alles wieder genau, wie es sein soll: schön und voller Energie, so, wie du wirklich bist!«, strahlt sie dich an. »Dieses Muster ist mein Geschenk an dich. Möge es dich immer daran erinnern, wie einzigartig und wertvoll du bist!«

Sie dreht sich leicht zur Seite und greift nach einem kleinen, wunderschön verzierten Handspiegel. Dann hält sie ihn dir vor, »Damit du es auch endlich sehen kannst!«, sagt sie.

Und du bestaunst dein bemaltes Gesicht. Welche Kraft kannst du in dem Muster erkennen? Welche Farbe davon magst du am liebsten? Was fällt dir sonst noch auf?

***

Nachdem du alles in Ruhe beschaut hast, bedankst du dich bei Parvati. Vielleicht magst du sie einmal umarmen und ganz fest drücken?

Dann spürst du, dass es langsam Zeit ist, wieder nach Hause zu reisen.

Parvati gibt dir noch ein kleines Papiertütchen in die Hand. »Ganeshas Lieblingsnascherei!«, sagte sie und zwinkert ein weiteres Mal. »Komme gut nach Hause! Und wann immer du magst, komme sehr gern wieder, du bist jederzeit willkommen!«

Sie begleitet dich nach draußen zu der Stelle, an der du hinaufgeklettert bist. Dann winkst du ihr zu und beginnst, wieder hinunterzuklettern. Alles gelingt dir leicht und spielerisch, das tolle Muster auf deiner Stirn beginnt schon zu wirken.

Am Fuße des Berges angekommen, magst du vielleicht noch einmal hinauf zu dem kleinen, hellen Haus schauen. Das nächste Mal wirst du den Weg dorthin ganz leicht meistern.

STRAHLEND SEI DEIN LACHEN, VERZAUBERT SEI DEIN LEBEN!

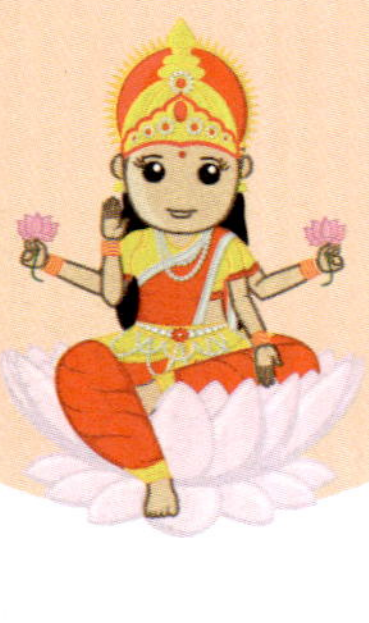

Schließe nun die Augen, und atme noch einmal die Bergluft ein. Und nimm noch zwei Atemzüge, atme tief ein und lang wieder aus. Nach dem dritten Atemzug bewege langsam deine Finger und Zehen, recke und strecke dich, wenn du magst. Und öffne dann langsam wieder deine Augen. Willkommen zurück!

DIE WEISE SCHILDKRÖTE UND DER WETTBEWERB DER FRÖSCHE

Diese Reise zeigt dem Kind auf sehr anschauliche, einfache und lustige Weise, dass Streit und Aufregung zu nichts führen und dass man mit Ruhe und Gelassenheit viel weiter kommt. Gleichzeitig zeigt diese Geschichte, dass es auf dem yogischen Weg kein permanentes Vergleichen geben sollte – jeder ist die Heldin/der Held auf seiner eigenen Matte.

Setze dich ganz bequem hin. Du kannst auf deinem Lieblingsstuhl sitzen oder im Schneidersitz auf der Erde. Du kannst dich irgendwo anlehnen, dich ankuscheln oder dich auch hinlegen, wenn du magst. Ganz so, wie du dich am wohlsten fühlst.

Schließe nun deine Augen, und atme dreimal ganz tief durch.

***

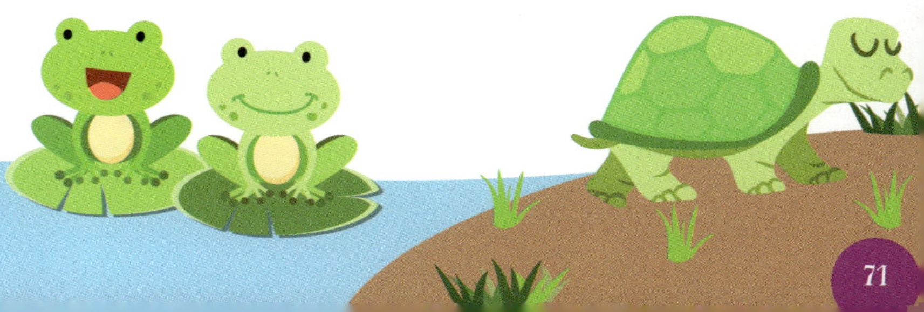

Die Luft strömt durch deine Nase, durch deine Brust bis in deinen Bauch hinein und dann wieder zurück.

Spüre noch einmal genau hin, und stelle dir dann vor, wie du durch einen lichten Wald läufst. Da sind Pflanzen, die du nicht kennst, und auch Tiere, die du noch nie gesehen hast. Offenbar ist es ein Ort weit weg von deinem Zuhause, weit weg von den Wäldern, in denen du sonst manchmal spielst.

Es ist warm, und große, bunte Blumen wachsen überall, vor allem an den Ufern der kleinen Tümpel, die es hier überall gibt und aus denen das Quaken vieler Frösche ertönt.

***

Du wanderst langsam durch diesen Wald, siehst die Sonnenstrahlen durch die Blätter der Bäume scheinen und genießt den Duft der Blumen. Und dann hörst du plötzlich ein paar Stimmen, die sich zu streiten scheinen: »Ich bin der Schnellste!« – »Nein, ich bin viel schneller!«– »Ha, lächerlich! Der Schnellste bin immer noch ich!«

Du wirst neugierig, wer da wohl mit wem aneinandergeraten ist, gehst in die Richtung, aus der der Lärm kommt, schiebst die Büsche und Blumen am Ufer eines Tümpels etwas auseinander und siehst sie: drei kleine Frösche, die sich gegenseitig anbrüllen und schon ganz rot im Gesicht sind. Sie sind richtig sauer aufeinander und hauen zwischendurch auch immer wieder mit ihren kleinen Fäusten auf den Boden.

Doch da hörst du neben dir auch eine andere, viel ruhigere Stimme: »Na, streitet ihr euch wieder?« Du schaust neben dich und erblickst eine Schildkröte, die sich mit ihrem Panzer behäbig durchs

Gras schiebt. »Hallo«, sagt sie nun zu dir. »Findest du das nicht auch blöd, wenn andere ständig streiten?«

Du nickst, denn das findest du tatsächlich blöd. »Passt mal auf«, sagt da die Schildkröte, zwinkert dir kurz zu und wendet sich dann wieder an die Frösche: »Wenn ihr euch so darüber streitet, wer von euch der Schnellste ist, kann ich diesen Streit ganz schnell schlichten. Denn eins ist doch sonnenklar: Gegen mich kommt ihr sowieso nicht an. Ich bin viel schneller als ihr drei.«

Die Frösche sind verstummt und sitzen verdattert im Gras. Und dann fangen alle drei gleichzeitig an zu lachen. Sie fallen auf den Rücken, halten sich die Bäuche und kichern: »Du? Ausgerechnet du? Du bist doch so lahm wie eine Schnecke …«

Sie lachen immer weiter, und auch du fragst dich natürlich, wie die Schildkröte darauf kommt, dass sie schneller sei als die kleinen, flinken Hüpfer.

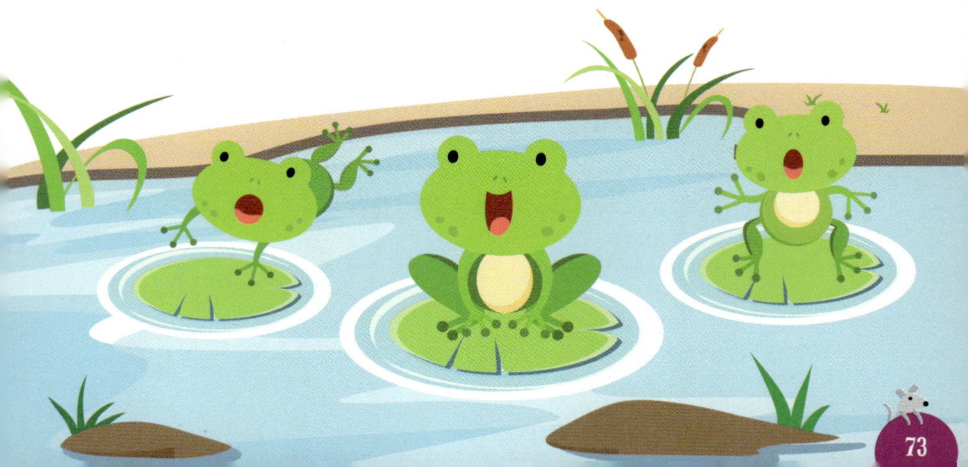

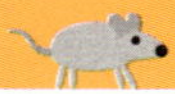

Doch die Schildkröte lässt sich nicht beirren. »Ich fordere euch zu einem Wettrennen heraus«, meint sie nun selbstsicher. »Von hier bis zu dem Baum dort drüben. Und das Menschenkind« – dabei blickt sie auf dich – »wird unser Schiedsrichter sein.«

Die Frösche haben aufgehört zu lachen und blicken die Schildkröte und dich jetzt herausfordernd an. »Na gut«, sagen sie. »Wenn du unbedingt verlieren willst, dann nur zu!«

Also stellst du dich an den Baum, der etwa zehn Meter entfernt ist und rufst: »Achtung! Fertig … Los!«, woraufhin die Schildkröte beginnt, gaaaanz langsam auf dich zuzukrabbeln, und nebenbei zu den Fröschen sagt: »Gewinnen kann von euch wahrscheinlich nur der, der die weitesten Hüpfer macht.«

»Das bin natürlich ich!«, ruft der eine Frosch sofort, während ihn der andere direkt anschreit: »Pah, niemals! Ich mache die weitesten Hüpfer!« Und auch der dritte Frosch schaltet sich ein: »Nein, nein, nein! Ich mache die weitesten Hüpfer. Das weiß doch jedes Tier im Wald!« Wieder beginnen sie, sich gegenseitig anzubrüllen, während die Schildkröte ganz langsam, aber unaufhaltsam auf dich zukrabbelt.

Sie hat schon die Hälfte der Strecke hinter sich gebracht, als auch die Frösche begreifen, was hier gespielt wird. Du musst schon vor dich hinprusten und kichern, als sie es endlich begreifen und sich auch auf den Weg machen. Doch sie halten sich gegenseitig fest, schubsen sich und rempeln

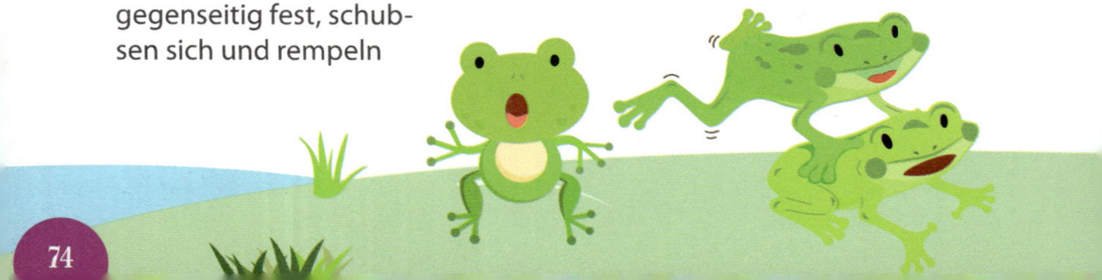

einander an, bleiben wieder stehen, werfen sich gegenseitig Beleidigungen an den Kopf und strecken sich die Zunge heraus. Die Schildkröte aber krabbelt und krabbelt auf ihren krummen Beinen weiter – und schließlich ist sie am Ziel, während die Frösche noch nicht einmal ein Drittel der Strecke zurückgelegt haben.

Du rufst laut »Gewonnen! Herzlichen Glückwunsch!« und schüttelst der Schildkröte den Vorderfuß. Da hören die Frösche endlich auf, sich zu streiten, und schauen etwas betreten und unglücklich zu euch herüber.

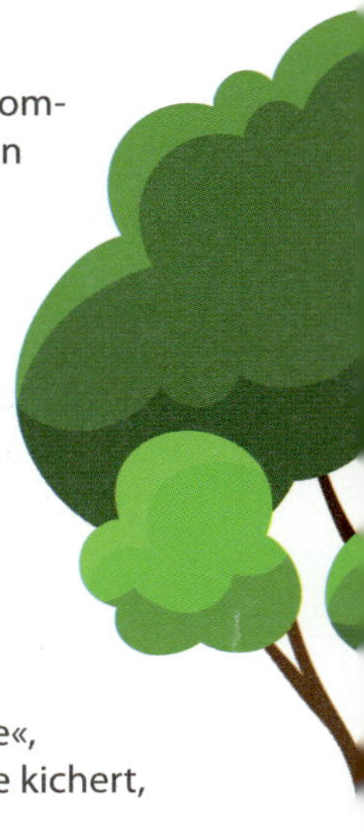

Die Schildkröte und du kichern. Und dann – endlich – kommen auch die Frösche zu euch gehüpft und versammeln sich am Fuße des Baums.

»Seht ihr?«, fragt die Schildkröte. »Ich habe es euch ja gesagt. Ich bin schneller als ihr!« »Aber das war doch Betrug …«, mault einer der Frösche.

Die Schildkröte schüttelt den Kopf. »Wenn einer hier betrogen hat, dann nur ihr euch selbst! Wer lieber streitet, anstatt miteinander zu spielen, der spielt irgendwann gar nicht mehr.«

»Oder er verliert im Wettrennen gegen eine Schildkröte«, kannst du dir nicht verkneifen zu sagen. Die Schildkröte kichert, und auch die Frösche müssen bald mitlachen.

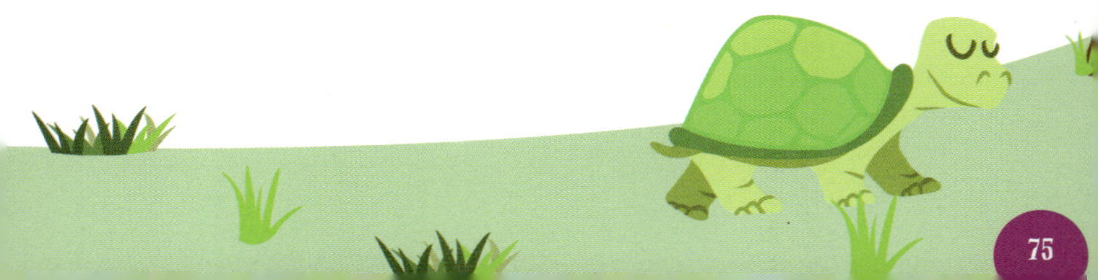

»Oh je, wie blöd wir manchmal sind«, sagt einer der Frösche. »Wir sind so schnell, aber weil wir nur streiten, bewegen wir uns keinen Zentimeter vom Fleck!«

»Und vor allem«, ergänzt ein anderer Frosch, »haben wir eigentlich gar keinen Grund zum Streiten. Wir sind eigentlich alle gleich schnell.«

Die Schildkröte nickt und meint: »Es ist aber auch völlig egal, ob einer von euch schneller ist als der andere. Vielleicht ist einer schneller, dafür kann der andere weiter hüpfen. Und der Dritte kann vielleicht am längsten tauchen. Wichtig ist doch nur, dass ihr Freunde seid und euch eigentlich sehr gern habt. Mit wem wollt ihr sonst spielen, wenn nicht miteinander? Wollt ihr den ganzen Tag Wettrennen gegen eine Schildkröte veranstalten?«

Die Schildkröte wendet sich nun dir zu. »Was meinst du? Kennst du das auch, dass Freunde oder Freundinnen über irgendetwas ganz Unwichtiges streiten?«

Vielleicht magst du ja den Fröschen und der Schildkröte von deinen Erlebnissen erzählen. Sie hören dir jetzt aufmerksam zu. Und sicher sind sie sehr daran interessiert, wie du Streit findest und was du meinst, dagegen machen zu können. Du kannst ihnen das nun einfach erzählen, während ihr alle fünf im Schatten des Baumes steht.

*** (LÄNGERE PAUSE) ***

Die Frösche nicken, denn sie können sich gut vorstellen, was du ihnen erzählst. Genauso geht es ihnen auch immer wieder. Und sie merken ebenso, dass du das Streiten gar nicht magst und viel lieber einfach mit deinen Freunden und Freundinnen spielen würdest.

Die Schildkröte nickt ebenfalls, denn sie findet deine Ideen richtig gut. Streiten – da seid ihr euch nun alle einig – ist eine ganz blöde Sache, die einen nur von den schönen Dingen abhält.

Nun albert ihr einfach noch ein bisschen herum, versucht, die Schildkröte unter ihrem Bauch zu kitzeln, springt im Kreis und freut euch miteinander. Jeder merkt ganz deutlich, wie gern er den anderen um sich hat und wie schön doch Freundschaft ist.

***

Dann ist es für dich an der Zeit zurückzukehren, denn langsam wird es dunkel hier im Wald. Die Schildkröte verabschiedet sich als Erste – sie braucht ja auch am längsten bis nach Hause. Dann rufen dir die Frösche ein fröhliches »Auf bald!« zu und verschwinden in den Büschen und Blumen. Und auch du gehst nun langsam zurück durch den Wald – auf dem gleichen Weg, auf dem du hergekommen bist.

Mit jedem Schritt verblasst der Wald mehr, wird immer undeutlicher, bis du wieder zu Hause bist und nun langsam deine Augen öffnest.

Recke und strecke dich vielleicht ein bisschen, und fühle dich hier ganz willkommen!

FRÖHLICH SEI DEIN TAG, VOLLER GUTER FREUNDE SEI DEIN LEBEN!

DER WAHRSCHEINLICH KLEINSTE ELEFANT DER WELT

In dieser Reise begegnet das Kind einem Elefanten, der zwar der kleinste von allen ist, aber ein umso größeres Talent hat: Er kann andere glücklich machen. Er zeigt, dass es ganz egal ist, wie groß oder klein, stark oder schwach man ist. Hauptsache, man macht das, was man am besten kann. Zugleich bietet diese Reise auch die Möglichkeit, dass das Kind selbst etwas von der glücklich machenden Kraft des Elefanten erfährt.

Kennst du den Unterschied zwischen afrikanischen und indischen Elefanten? Die indischen haben viel kleinere Ohren und sind auch insgesamt ein ganzes Stück kleiner als ihre afrikanischen Verwandten. Und einer von ihnen – den du gleich kennenlernen wirst – ist noch viel kleiner als alle anderen. Das macht ihm aber gar nichts aus … Na ja, du wirst es ja gleich sehen. Bereit?

Dann setze dich ganz bequem hin. Mache es dir gemütlich. Du kannst wie immer bei solchen Reisen auf einem Stuhl sitzen oder im Schneidersitz auf der Erde. Du kannst dich irgendwo anlehnen, dich ankuscheln oder dich auch hinlegen, wenn du magst. Ganz so, wie du dich am wohlsten fühlst.

Schließe nun deine Augen, und atme dreimal ganz tief durch.

***

Die Luft strömt durch deine Nase, durch deine Brust bis in deinen Bauch hinein und dann wieder zurück. Kannst du das spüren? Merkst du, wie sich dein Bauch bei jedem Atemzug hebt und senkt?

Mache noch einen tiefen Atemzug, und stelle dir dann vor, wie du in der Nähe eines indischen Dorfes durch trockenes Grasland wanderst. Die Luft ist warm, die Sonne scheint auf dich herab, und ein laues Lüftchen weht durch die Büsche und wenigen Bäume, die deinen Weg säumen.

***

Ganz langsam schlenderst du auf das Dorf zu und hörst schon die typischen Geräusche: das Muhen der Kühe, das Bellen der Hunde, das Lachen der Kinder, die Gespräche der Erwachsenen … und von irgendwoher hörst du auch eine leise Flötenmelodie, die sehr schön klingt. Als du in die kleine Dorfstraße einbiegst, lächeln dich die Menschen an. Du siehst einen Mann, der mit einem Reisigbesen den Platz vor dem Haus seiner Familie fegt, Frauen, die silberne Wasserkrüge auf dem Kopf balancieren, und Kinder, die herumlaufen und mit den Hunden auf der Straße spielen …

***

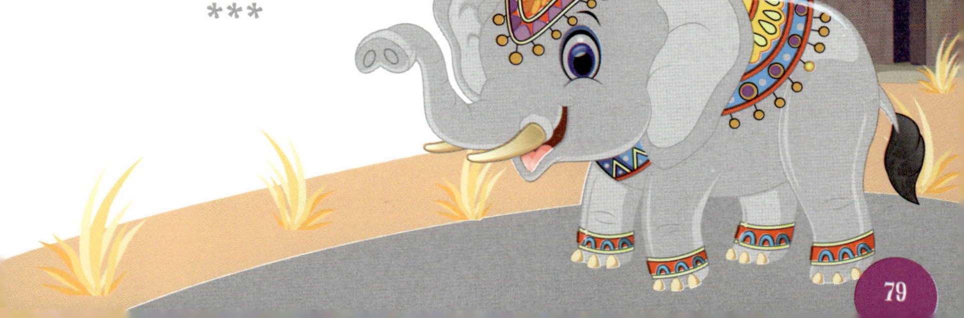

Und dann siehst du ihn plötzlich mitten auf der Straße stehen: einen kleinen Elefanten, kaum größer als ein Mensch, mit ganz bunt bemaltem Gesicht und Rüssel und einer ebenso bunten Decke auf dem Rücken. Neben ihm steht ein alter Mann mit einem weißen Turban.

Der kleine Elefant schaut zu dir herüber und lächelt dich an. Du kommst näher, und der Mann im weißen Turban macht einen Schritt auf dich zu und sagt: »Gut, dass du kommst. Bitte passe ein paar Minuten auf den Elefanten auf. Ich komme gleich wieder.« Und schwups … ist er auch schon in einer Nebenstraße verschwunden.

Da stehst du nun. Mitten auf einer Dorfstraße in Indien und schaust einem kleinen Elefanten in die lustigen Augen.

»Da freue ich mich aber, dass du mir Gesellschaft leistest«, sagt der Elefant zu dir. »Aufpassen muss eigentlich niemand auf mich, ich bin ja schon groß. Aber allein bin ich auch nicht gern.«

Er grinst dich an und zwinkert dir zu. »Na gut, groß bin ich nicht wirklich, aber ich bin alt genug, dass ich auf mich selbst aufpassen kann. Ich wachse einfach nur nicht mehr. Wächst du noch?«

Du denkst, dass du bestimmt noch wächst, also nickst du, während der Elefant weitererzählt: »Wenn du nicht mehr wachsen solltest, wäre es ja auch nicht schlimm. Zwar sind alle meine Brüder und Schwestern größer als ich, aber dafür bringe ich Glück!«

Du stutzt. »Du bringst Glück?«, fragst du.

»Ja«, sagt der Elefant. »Die Menschen kommen zu mir, um sich von mir segnen zu lassen. Wenn sie heiraten oder eine Reise planen, dann berühre ich sie mit meinem Rüssel am Kopf, und sie wissen, dass alles gut gehen wird. Pass auf, da kommen schon zwei … ein Brautpaar, wie es scheint …«

Und tatsächlich kommen ein junger Mann und eine junge Frau in schönen Kleidern die Straße entlang und direkt auf euch zu. Sie bleiben vor euch stehen und verbeugen sich. Du verbeugst dich auch, und der Elefant neigt den Kopf. Sofort muss das Brautpaar lächeln. Sie verneigen sich erneut, und der Elefant hebt seinen bunt bemalten Rüssel, um sie am Kopf zu berühren. Ganz vorsichtig tippt er ihnen auf den Scheitel, und beide strahlen über das ganze Gesicht. Du staunst, denn offensichtlich bringt der Elefant tatsächlich Glück. Jedenfalls sehen die beiden Brautleute sehr, sehr glücklich aus, als sie sich von euch verabschieden und ihres Weges gehen.

»Als ich nicht mehr gewachsen bin, während alle anderen Elefantenkinder immer größer und größer wurden, haben viele über mich gelacht, weil ich stets der Kleinste war. Ich kam nicht an die süßen Früchte heran, die anderen waren stärker als ich und so weiter. Da war ich immer sehr traurig … Aber dann habe ich etwas entdeckt, was ich besonders gut kann: andere glücklich machen! Und seitdem mache ich nichts anderes mehr. Mein Freund mit dem

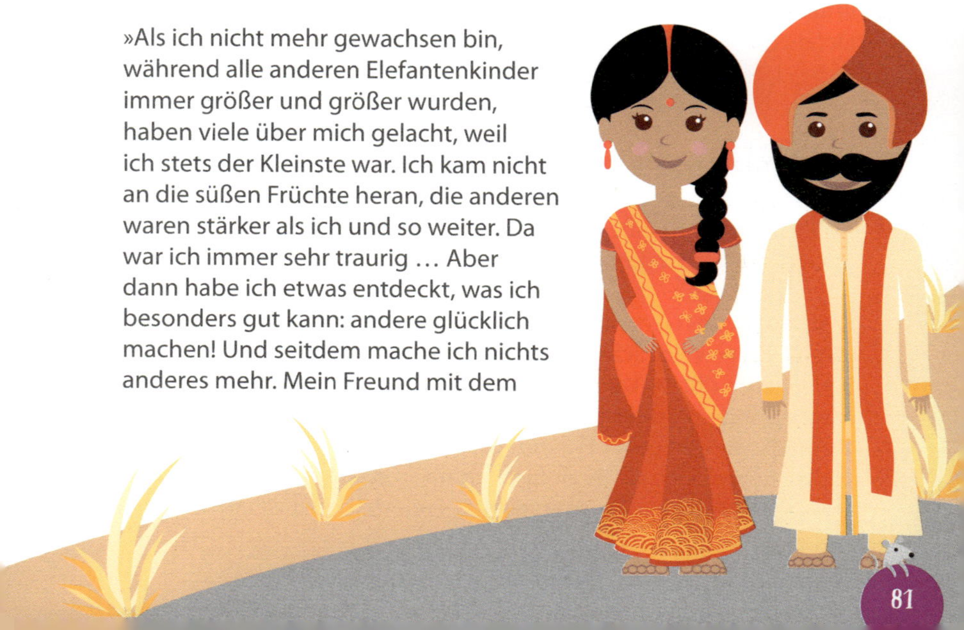

weißen Turban malt mich morgens an, und dann ziehen wir durch die Dörfer und segnen die Menschen. Alle freuen sich – und allen ist es ganz egal, dass ich so klein bin. Das spielt nämlich gar keine Rolle, weil alle, jeder Mensch und jedes Tier, ein ganz besonderes Talent haben, was sie der Welt schenken können. Möchtest du vielleicht auch von mir gesegnet werden?«

Natürlich möchtest du das, denn das Brautpaar von vorhin sah doch wirklich sehr glücklich aus. Das möchtest du gerne selbst ausprobieren und erfahren.

Du stellst dich vor den kleinen Elefanten, verbeugst dich und spürst dann, wie dir der Rüssel auf den Kopf tippt. Ein goldenes Licht breitet sich in dir aus, ganz warm und ein bisschen kitzelnd. Es strömt von deinem Kopf aus durch deinen ganzen Körper, bis du völlig davon erfüllt bist … Kannst du das Glück und den Segen des kleinen Elefanten spüren?

***

Der Elefant nimmt nun wieder seinen Rüssel von deinem Kopf, und du richtest dich langsam auf. Das war toll, oder?! Der Elefant hat wirklich eine ganz einzigartige Kraft in sich! Oder ist sie vielleicht doch nicht so einzigartig?

Er schaut in dein strahlendes Gesicht, lächelt dich an und sagt: »Weißt du, was das Schönste beim Segnen ist? Dass es jeder kann – auch du! Du kannst auch andere ganz einfach glücklich machen, indem du sie anlächelst und freundlich zu ihnen bist. Alle Wesen freuen sich über Freundlichkeit, das kannst du mir glauben. Vielleicht probierst du es einfach einmal in deinem Alltag aus. Zu Hause, in der Schule, beim Spielen … Freundlichkeit ist ein Segen!«

Er lächelt dich weiterhin an, und du fühlst dich wirklich ermutigt. Vielleicht versuchst du es wirklich bald einmal.

Da kommt der alte Mann mit dem weißen Turban zurückgelaufen. Er freut sich sehr, dass du so lange bei seinem Elefanten geblieben bist, und dankt dir vielmals. Er verbeugt sich vor dir, und auch du verbeugst dich. So langsam hast du dich an diese indische Geste gewöhnt und findest sie sogar richtig gut.

Dann verabschiedest du dich vom Elefanten und dem alten Mann. Du drehst dich um und gehst langsam über die Dorfstraße, da ruft dir der Elefant hinterher: »Du kannst jederzeit wiederkommen. Wenn du einmal traurig bist oder es dir nicht so gut geht, lächele ich dich gerne an und segne dich mit Freundlichkeit.«

Du winkst, gehst weiter und merkst nun, wie sich das Dorf, die Straße und die Menschen langsam wie Nebel am Morgen auflösen. Alles wird immer undeutlicher, bis du ganz zurück in deiner gewohnten Umgebung bist.

Du öffnest sanft die Augen, reckst und streckst dich. Willkommen zurück aus dem fernen Indien!

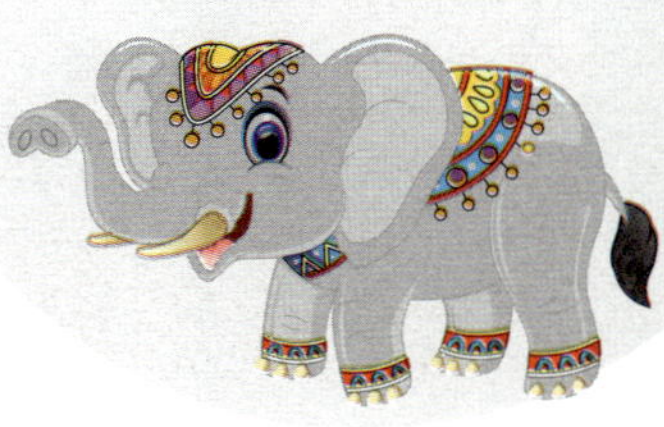
FREUNDLICH WIE EIN BUNTER ELEFANT SEI DEIN TAG, GESEGNET SEI DEIN LEBEN!

DER MEDITIERENDE TIGER

Auf dieser Reise lernt das Kind, auf den eigenen Atem zu achten, und macht erste Erfahrungen mit Meditation. Es versteht, dass man andere Menschen und auch Tiere erst kennenlernen muss, bevor man sich ein Bild von ihnen machen kann, und es lernt das friedliche und freundschaftliche Zusammensein mit Fremden kennen.

Bestimmt kennst du »Das Dschungelbuch«, oder?! Das ist eine Geschichte, die schon über hundert Jahre alt ist, die schon ganz oft als Buch gedruckt wurde und von der es auch Zeichentrick- und Realfilme gibt. Da gibt es auch einen Tiger, der ein ganz schön gemeiner Kerl ist. Aber sind alle Tiger so? Was meinst du? Oder gibt es vielleicht auch nette Tiger?

Was hältst du davon, wenn wir gemeinsam in den Dschungel reisen, um es herauszufinden? Traust du dich? Ja? Prima, dann kann es ja losgehen!

Setze dich ganz entspannt hin. Du kannst auf einem Stuhl oder einem Sessel sitzen oder im Schneidersitz auf der Erde – ganz so, wie es für dich bequem ist.

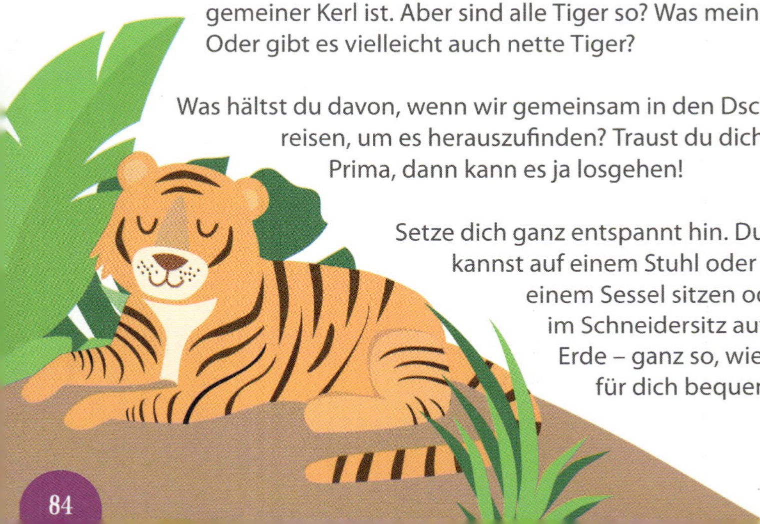

Wenn du magst, kannst du dich auch hinlegen. Mache es dir richtig gemütlich.

Atme jetzt als Vorbereitung für die Reise dreimal tief ein und aus. Spüre dabei, wie die Luft durch deine Nase, durch deine Brust bis in deinen Bauch hinein- und wieder zurückströmt. Vielleicht kitzelt es ein bisschen an deiner Nase, vielleicht merkst du, wie sich deine Bauchdecke mit jedem Atemzug hebt und senkt. Achte einfach einmal darauf, wie sich das anfühlt.

***

Wenn du jetzt ganz normal weiteratmest, wirst du ganz ruhig. Horche einmal: Da ist es ganz still in dir! Nur dein Atem, der ganz ruhig in dich herein- und aus dir hinausfließt …

***

Nun lasse dich langsam in die Welt deiner Fantasie sinken. Stelle dir vor, wie du den großen indischen Dschungel betrittst. Hier ist es ganz schwül, kaum ein Lüftchen regt sich. Du hörst das Kreischen von Affen, den Gesang von Vögeln, und du entdeckst bunte Blumen, lustig brummende Käfer und andere Insekten. Hier und dort siehst du große Felsen am Ufer eines Flusses, der durch den Dschungel fließt, und dann auch die Ruinen einer alten Tempelanlage, die hier seit Jahrhunderten verlassen steht.

***

Während du weiter den Dschungel erforschst, taucht neben dir auf einmal ein kleines Reh auf. Es sieht ein wenig anders aus als die

Rehe, die du kennst: Sein Fell ist etwas heller, seine Ohren runder und größer, und in den Ohren kannst du feine, dunkle Querstreifen erkennen. Ganz freundlich und zutraulich schaut dich das Reh an. Offenbar hat es gar keine Angst vor dir. Vielleicht magst du es ansprechen und dich vorstellen? Das ist ja immer ein guter Weg, um neue Freundschaften zu schließen. Probiere es doch einfach einmal.

***

Nun, da das Reh deinen Namen kennt, stellt es sich selbst auch vor: »Ich heiße Mohini. Wie schön, dich kennenzulernen!«, sagt es mit zarter Stimme. »Ich habe gehört, dass ein Kind hier im Dschungel unterwegs ist, um einen Tiger zu sehen, der richtig nett zu allen anderen ist.«

Du nickst, denn das ist ja dein Ziel für heute, und Mohini bietet dir an, dich zu einem solchen Tiger zu bringen. Das muss wirklich ein sehr netter Tiger sein, wenn noch nicht einmal ein Reh Angst vor ihm hat.

Mohini läuft nun vor dir her und führt dich durch den Dschungel. Wieder geht es an großen Bäumen vorbei, die ihre Äste weit über den Fluss strecken, und du siehst auch weitere Tempelruinen, die hier wirklich an jeder Ecke zu stehen scheinen.

***

Dann seid ihr offenbar angekommen, denn Mohini bleibt stehen und zeigt mit ihrem Köpfchen auf einen großen, flachen Felsen. Und mitten auf diesem Felsen liegt er: ein riesiger, schwarz-orange gestreifter Tiger, der dich mit sanften Augen anblickt.

Ein bisschen Bammel hast du schon, schließlich ist das ja ein Raubtier, aber Mohini beruhigt dich: »Du musst keine Angst haben. Wirklich nicht. Gopal ist friedlich – und seitdem er so alt ist, auch Vegetarier. Er wird dir und mir ganz bestimmt nichts tun!«

Der Tiger steht nun auf und streckt sich. Und als er über den flachen Felsen auf euch zukommt, siehst du, dass er wirklich schon sehr alt ist. Er bewegt sich langsam und etwas steif in den Gelenken. Aber dennoch siehst du auch die unglaubliche Kraft, die in diesem stolzen Tier steckt.

Ganz gemächlich nähert er sich euch, springt von seinem Felsen und landet direkt vor euch. Er legt seinen Kopf schief, schaut euch aus goldenen Augen an und sagt mit tiefer Stimme: »Ich grüße euch. Schön, dass ihr den Weg zu mir gefunden habt. Kann ich etwas für euch tun?«

Du erzählst ihm nun, dass du hier bist, weil du einfach einmal sehen wolltest, ob es auch nette Tiger gibt. Sofort fängt Gopal an zu lachen: »Oh, wenn doch alle Menschen so wären wie du … Wenn sie einfach herkommen würden, um sich selbst ein Bild zu machen, anstatt irgendwelchen Geschichten zu glauben, die ihnen andere erzählen. Denkst du nicht auch, dass man die Menschen und die Tiere erst einmal selbst kennenlernen muss, bevor man sich ein Urteil bildet?«

Klar, das leuchtet dir ein, und so nickst du eifrig, was den alten Tiger wieder sehr freut.

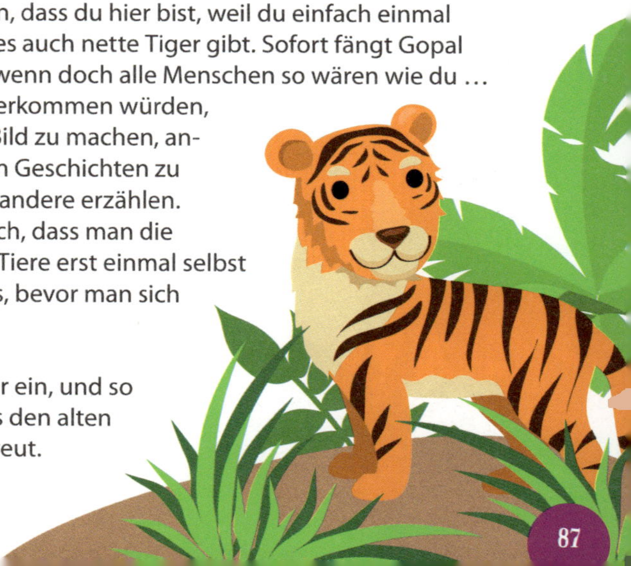

»Nun«, sagt er, »dann lade ich dich ein, mich wirklich kennenzulernen. Komm, klettere mit auf meinen Felsen …«

Er springt voraus, und du kletterst gemeinsam mit Mohini hinterher, was ganz leicht geht, da der Felsen nicht allzu hoch ist. Oben angekommen setzt du dich neben den Tiger, der wie ein König auf seinem Felsen thront und in die Landschaft blickt. Auch Mohini lässt sich neben euch nieder.

»Weißt du«, sagt er, »früher habe ich Tiere wie Mohini gejagt. Aber das musste ich auch, denn ich hatte viel mehr Hunger als heute, und dazu musste ich noch meine Jungen versorgen. Und die Natur hat es nun einmal so eingerichtet, dass Tiger jagen und Fleisch essen. Daran ist nichts Böses, sondern das ist einfach unsere Art. Doch nun bin ich alt und brauche nicht mehr so viel. Meine Jungen sind längst groß und versorgen ihren eigenen Nachwuchs. Und so bin ich zufrieden, hier zu sitzen und den Wald zu betrachten, ab und an Besuch zu bekommen und den Frieden des Augenblicks einzuatmen. Kannst du dir vorstellen, wie man den Frieden des Augenblicks einatmet?«

Du nickst, denn du erinnerst dich an den Anfang deiner Reise, an die Ruhe, als du dich auf deinen Atem konzentriert hast.

»Vielleicht magst du ja jetzt ein bisschen mit mir zusammensitzen und den Frieden des Augenblicks einatmen …«, sagt der Tiger hoffnungsvoll, und du stimmst gerne zu, weil es hier wirklich sehr schön ist, du dich neben dem Tiger und dem kleinen Reh sehr wohlfühlst und hier eine ganz besondere Stimmung herrscht.

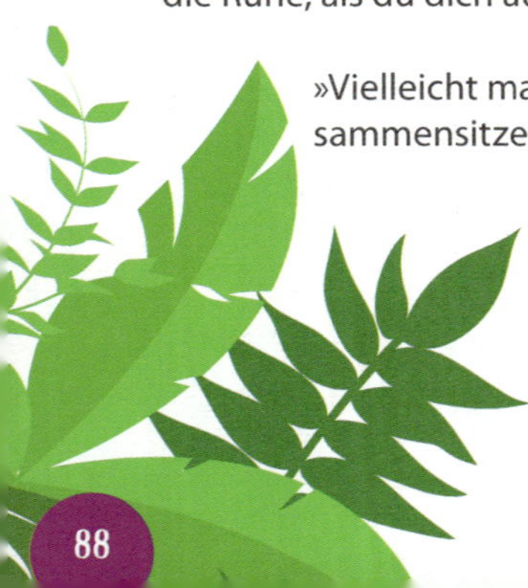

Gemeinsam sitzt ihr nun eine Weile zusammen und achtet auf euren Atem, darauf, wie er kommt und geht, wie sich eure Bauchdecken heben und senken, wie ihr immer ruhiger werdet, ganz still. Da ist nur noch euer Atem, der ganz ruhig und friedlich fließt … herein … hinaus …

***

Du weißt gar nicht, wie lange ihr dort gesessen habt, aber irgendwann spricht dich der Tiger wieder an: »Vielen Dank! Danke, dass ihr hier mit mir gesessen habt. Es ist so schön, mit anderen zu schweigen und sich ohne Worte und ohne Urteile zu verstehen. Wenn selbst Tiger und Reh das gelingt, wäre es doch gelacht, wenn andere das nicht auch könnten, oder?«

Du spürst, dass es jetzt Zeit ist, sich zu verabschieden. Mohini erklärt sich bereit, dich wieder zurückzubringen, und so umarmst du den Tiger zum Abschied und drückst dein Gesicht in sein dichtes Halsfell. Er schmiegt sich an dich, und du riechst sein Fell, spürst seine Kraft und auch seine tiefe Freundlichkeit.

***

Dann springst du mit Mohini vom Felsen, während Gopal dir zuruft, dass du jederzeit wiederkommen und mit ihm gemeinsam den Frieden des Augenblicks einatmen kannst. Du winkst ihm zu und freust dich schon auf ein Wiedersehen, dann folgst du dem kleinen Reh in den Wald. Ihr geht den gleichen Weg zurück, den ihr gekommen seid. Ihr lauft wieder am Fluss entlang, unter den großen Bäumen hindurch, bis sich auch Mohini von dir verabschiedet. Du umarmst sie und nimmst ihren Geruch wahr, der ganz anders als der vom alten Tiger ist, viel feiner und zarter. Und doch hat sie auf ihre Art genauso viel Kraft wie er.

***

Dann springt sie ins Dickicht, und du läufst noch ein kleines Stück, bevor der Dschungel beginnt, sich wie Nebel in der Sonne aufzulösen. Ganz langsam und sanft kommst du zurück in deine gewohnte Umgebung, öffnest dann deine Augen und reckst und streckst dich.

Willkommen zurück in deiner Welt, wo ebenfalls Fremde zu Freunden werden und gemeinsam den Frieden des Augenblicks einatmen können.

FRIEDLICH SEI DEIN TAG, VOLLER SANFTER KRAFT SEI DEIN LEBEN!

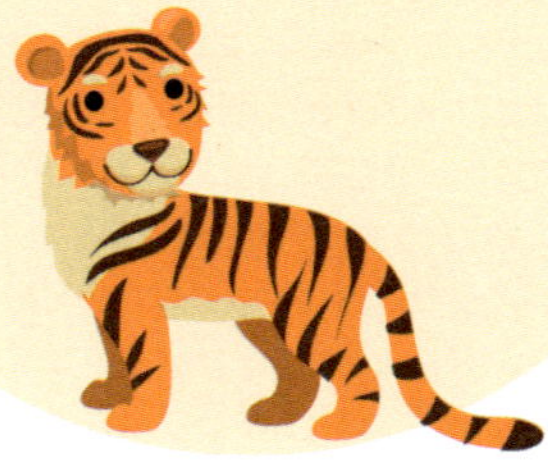

MIT SARASWATI IMMER EINEN WEG FINDEN

Diese Reise weckt die Kreativität, immer einen Weg zu finden, und hilft, nicht aufzugeben. Die Kinder erleben mit Saraswati Freude, Musik, Schöpferkraft und Schönheit.

Bist du bereit, eine echte Göttin zu treffen? Lasse uns eine Reise in das Herz Indiens machen!

Wie bei jeder großen Reise, ist es wichtig, dass du genau weißt, was du vorhast und wohin du aufbrechen möchtest. In Indien gibt es ein Frühlingsfest, das die Fruchtbarkeit der Natur und der Menschen feiert – dort wollen wir vorbeischauen.

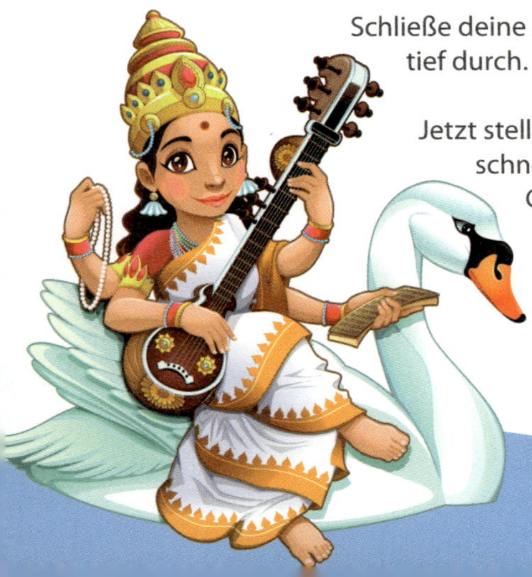

Schließe deine Augen, und atme dreimal ganz tief durch.

Jetzt stelle dir vor, dass du ganz leicht und schnell mitten in Indien in einer engen Gasse aus Pflastersteinen landest. Der Himmel über dir ist blau, nur ein paar kleine Wölkchen ziehen vorüber.

Die Sonne ist groß und gelb und leuchtend. Sie scheint auf dich herab und wärmt sanft deinen ganzen Körper – dein Gesicht, deinen Hals, deine Schultern, deine Arme und Hände. Die Wärme fließt wohlig durch dich hindurch – durch deine Brust, deinen Rücken, deine Beine und deine Füße bis in deine Zehen hinein. Kannst du die Wärme fühlen? Vielleicht kitzelt dich die Sonne auch ein bisschen.

***

Dein Atem ist jetzt ganz ruhig, während es um dich herum eher laut ist und einige Menschen voller Freude singen, während andere Musik spielen, die teilweise von ganz fremdartigen Instrumenten zu kommen scheint. Du wirst neugierig, und die vielen Geräusche locken dich an. Gleich dort vorn scheint eine Art Hauptgasse zu sein, und vielleicht siehst du dort auch eine Kuh vorbeischlendern.

Du entdeckst eine Straße voller Menschen, die ganz langsam zu einem großen Fluss laufen, der ebenfalls dein Interesse weckt. Alles scheint so bunt, so freudvoll, und eine sanfte Brise weht dir die vielen Gerüche um die Nase, die die Blumen und Räucherstäbchen, aber auch die kleinen Marktstände mit ihren Leckereien verströmen. Da fällt dir auf, dass alle Frauen, selbst die kleinen Mädchen, in gelben Kleidern unterwegs sind.

Ein kleines Mädchen, das gerade an dir vorbeigeht, scheint deine Gedanken zu lesen und sagt freundlich: »Wir feiern heute Vasant Panchami. Da genießen wir

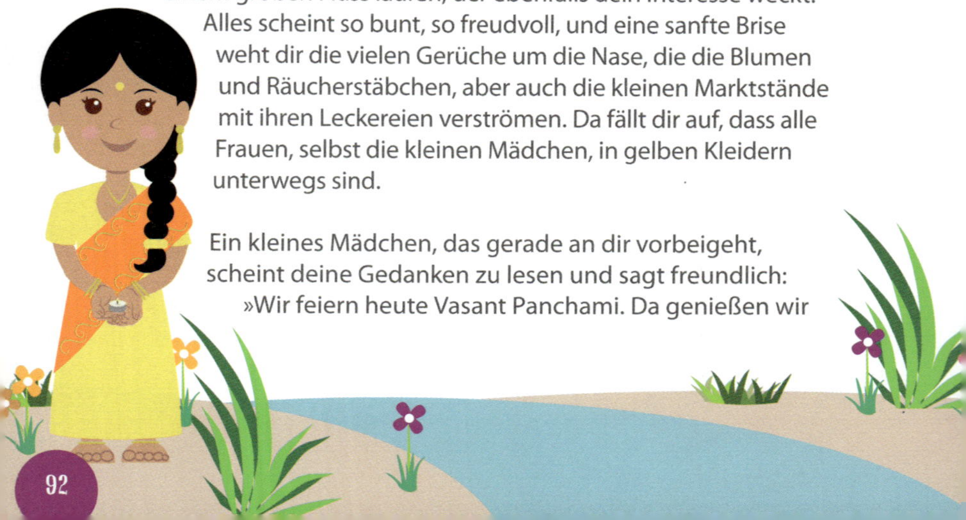

den Tag in vollen Zügen und tragen unseren schönsten gelben Sari für Saraswati!«

Das Kleid heißt also Sari. Doch wer oder was ist Saraswati?

Die strahlenden Augen und die Freundlichkeit all dieser feiernden Menschen laden dich ein, einfach weiterzugehen und der Menge zu folgen. Obwohl so viele Menschen unterwegs sind, scheinen alle aufeinander zu achten, und du spürst, dass du ganz entspannt sein kannst.

Gemeinsam geht ihr ein Stück die Gasse hinunter und auf den großen Fluss zu. Dort führen ein paar große Stufen hinab zum Wasser, wo sich noch mehr abzuspielen scheint.

Dein Blick fällt auf einen hellen, goldenen Schein, der sich im Wasser abzeichnet, und auf einmal siehst du in der Mitte des Flusses einen wunderschönen, riesigen Schwan, auf dem eine ebenso wunderschöne Frau sitzt.

Sie lächelt dich an, und du musst vielleicht die Hand zum Schutz über deine Augen halten, denn an diesem sonnigen Tag blenden ihr blütenweißer Sari und auch das Gefieder des riesigen Schwans bestimmt ein bisschen.

Da siehst du, dass sie dich heranwinkt und einladend auf den Platz hinter sich zeigt. Du darfst mit ihr auf dem Schwan unterwegs sein!

Und schon breitet dieses wunderschöne Tier einen seiner Flügel aus, der bis zum Ufer reicht, sodass du vertrauensvoll hinaufklettern kannst.

»Hallo! Ich bin Saraswati«, sagt die schöne Frau. »Es freut mich sehr, dass du zum Frühlingsfest gekommen bist, und ich hoffe, dass du es genießen kannst.«

Das ist also die Frau, für die alle die gelben Saris tragen.

Auf ihrem Schoß hat sie eine Art Gitarre, nur dass der Griff viel länger ist und der Bauch irgendwie kleiner und runder.

Auch Saraswati scheint deine Gedanken lesen zu können und sagt: »Ich würde dir gern ein Lied vorspielen, nur für dich. Du kannst dazu gern deine Augen schließen.«

Sie beginnt, die Seiten auf ihrem Instrument zu zupfen, und du lauschst diesen Tönen …

*** (GERN WÄHREND DER PAUSE EIN KURZES LIED, BESTENFALLS MIT EINER LAUTE, EINSPIELEN) ***

Als die letzten Töne verklingen, spürst du, dass sich die Luft, die dein Gesicht streift, verändert hat. Du öffnest die Augen und siehst, dass ihr mit dem Schwan auf einem Fluss seid, der deinem Zuhause ganz nah ist. Wie seid ihr bloß hierher gekommen?

Saraswati lächelt dich an und sagt: »Ich habe mich so gefreut, dass du gekommen bist, dass ich auch dein Zuhause besuchen wollte. Und außerdem möchte ich dir zur Erinnerung an unser Treffen gern etwas zeigen. Komm!«

Da steigt sie vorsichtig vom Schwan hinunter und hält dir, am Ufer angekommen, ihre Hand hin. Du ergreifst sie und kletterst ebenfalls hinab. Sie geht mit dir nur wenige Schritte zum nächsten kleinen Pflasterweg, der am Fluss entlangführt, und bleibt neben einem leuchtend gelb blühenden Löwenzahn stehen.

»Schau, genau diese Pflanze wollte ich dir zeigen!«, sagt sie über das ganze Gesicht strahlend.

Du hast Löwenzahn schon so oft gesehen und verstehst nicht ganz, was sie dir sagen will …

»Erinnerst du dich an den Gesang auf dem Fest? Die Menschen in Indien singen, um sich mit meiner Kreativität und Schöpferkraft zu verbinden, und dabei tragen die Frauen Gelb – so, wie diese Blume Gelb trägt. Und diese Blume, die du nur zu gut kennst, lebt Schöpferkraft! Weißt du warum? Sie ist hier, mitten auf dem Weg, einfach aus dem Beton herausgewachsen. Sie hat einen Weg gefunden, wo für sie zunächst keiner zu sein schien. Sie hatte keine Erde, in der sie gedeihen konnte, aber dafür so viel Lebenskraft und den klaren Wunsch zu wachsen, dass sie für sich selbst etwas Eigenes entwickelt hat. Und nun ist sie voll erblüht! Das ist wahre Kreativität und die Kunst, etwas Neues zu erschaffen!«

Die Freude, mit der Saraswati dies sagt, ist total ansteckend, und während ihr beide über das ganze Gesicht strahlt, geht der helle Glanz von Saraswati auf dich über, was sich ein bisschen wie die wärmende Sonne zu Beginn deiner Reise anfühlt.

»Dies ist mein Segen für dich: Mögest du immer an dich glauben und deinen Weg finden! Mögest du lachen und singen, malen oder Musik machen, Geschichten

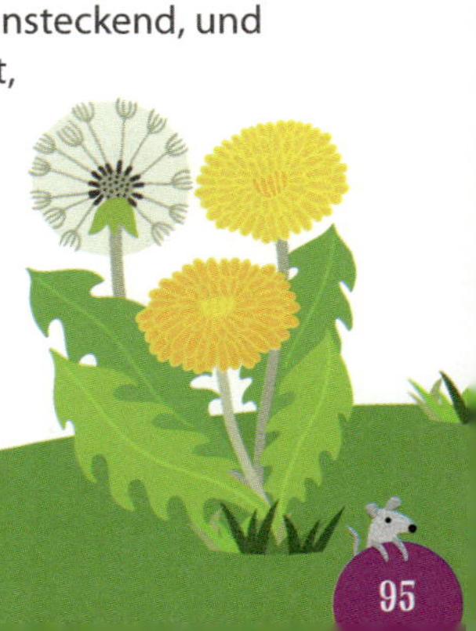

schreiben oder den Menschen erzählen! Lasse deinen Geist frei fließen, als wärst du mit mir und meinem Schwan unterwegs! Und wann immer du diese gelbe Blume siehst, erinnere dich: Wenn ein Löwenzahn die Kraft hat, seinen Weg durch den Asphalt zu finden, dann kannst auch du eine Lösung für jedes Problem und für jede Aufgabe finden! Sei dir sicher, dass Mutter Erde dich trägt!«

***

Mit diesen Worten schwingt sich die schöne Saraswati wieder auf ihren Schwan und winkt dir ganz herzlich zum Abschied.

Du weißt, dass du Mutter Erde willkommen bist, und du weißt, dass Saraswatis Segen dich fortan begleiten wird. Du kannst dir und deinen Kräften voll und ganz vertrauen. Diesen Segen kann dir nichts und niemand mehr nehmen.

GESEGNET SEI DEIN TAG, GESEGNET SEI DEIN LEBEN!

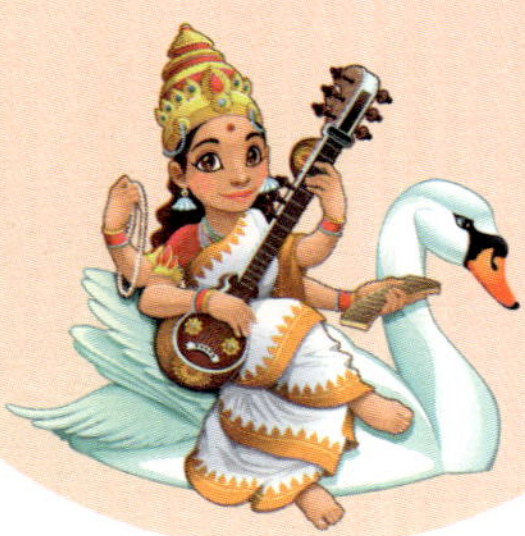

Da du nun schon ganz in die Nähe deines Zuhauses zurückgebracht worden bist, reichen dir drei tiefe Atemzüge, um nach deiner Reise wieder ganz hier anzukommen.

*** (WÄHREND DIESER PAUSE DREIMAL EIN WENIG LAUTER UND TIEFER EIN- UND AUSATMEN) ***

Spüre noch einmal dem warmen Segen in dir und um dich herum nach, und öffne dann deine Augen.

DIE SCHÜTZENDE KOBRA

Hier können Kinder sanft Vertrauen aufbauen, Mut entwickeln, und sie werden langsam an die Asana der Kobra (Bhujangasana) herangeführt.

Bist du bereit für ein weiteres Abenteuer?

Setze oder lege dich also bequem hin, und atme dreimal ganz tief und langsam ein und aus. Das macht deinen Geist ruhig, sodass du besser reisen kannst. Entspanne deinen Körper – deine Füße und Beine, den Rücken, den Bauch und die Brust, die Schultern, deine Arme und deine Hände, deinen Kopf, dein Gesicht. Alles wird ganz entspannt. Dein Atem fließt jetzt ganz ruhig, und du kannst ihn einfach ein paar Momente lang beobachten …

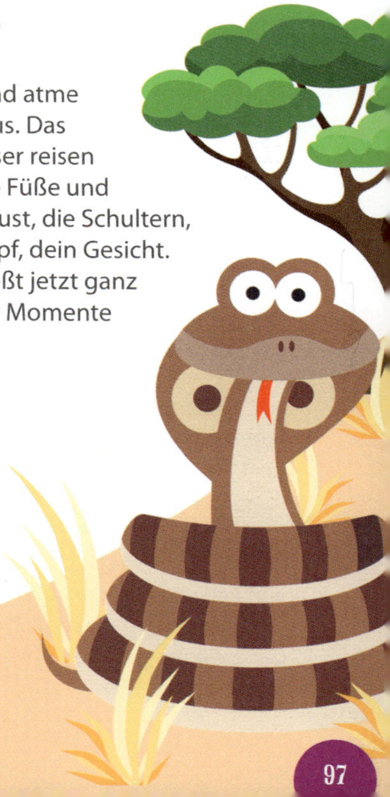

***

Dann entsteht in deiner Fantasie ein Bild: Du siehst, wie du durch ein trockenes Grasland gehst – gelbe Halme, die dir bis zu den Knien reichen, vereinzelte dürre Bäumchen und am Horizont bewaldete Hügel, die sich ganz weit in die Ferne erstrecken.

***

Hier und da huschen kleine Tiere vorbei, ein paar Mäuse auf Futtersuche, ein paar Vögel, die Körner aufpicken und wegfliegen, als du näher kommst, auch hier und dort ein lustig schimmernder Käfer, der taumelnd durch die Luft brummt und fast mit dir zusammenstößt. Alles ist ganz friedlich und von einer tiefen Ruhe erfüllt. Manchmal hörst du nur deine eigenen Schritte im trockenen Gras und deinen Atem, der gleichmäßig fließt.

***

Langsam wird dir doch etwas warm, denn das Wetter wird immer schwüler – so, wie wenn ein Gewitter in der Luft liegt. Und – wie aufs Stichwort – beginnen da auch schon die ersten dicken Tropfen zu fallen. Plitsch, platsch … Du kannst beobachten, wie die Tropfen auf den ausgetrockneten Boden aufschlagen und kleine Staubfontänen aufwirbeln.

»Du solltest dir einen Unterschlupf suchen«, sagt da plötzlich eine Stimme. Du schaust dich um und kannst erst einmal niemanden entdecken. Doch dann siehst du vor dir, halb versteckt von einem Büschel gelben Grases, eine schwarze Kobra zusammengerollt liegen.

Du willst schon zurückspringen, doch die Stimme der Kobra ist wirklich ganz freundlich und angenehm. »Keine Angst«, sagt sie. »Ich beiße Menschen nicht absichtlich. Das passiert nur, wenn ich ganz viel Angst habe und mich in die Ecke gedrängt fühle, wenn ihr durch die Wildnis stapft. Du gehst aber achtsam, bist vorsichtig und schaust dir die Tiere an. Man merkt, dass du ein sehr freundliches Kind bist – und das mag ich sehr! Also, alles ist gut. Weder du noch ich sind in Gefahr. Wir können uns ganz normal unterhalten.«

Du bist noch ein bisschen unsicher, aber da macht sich auch Vertrauen bemerkbar. Atme einfach dreimal tief durch, das beruhigt die Angst …

***

»Sehr gut«, sagt die Schlange. »Jetzt bist du wieder ganz ruhig und aufmerksam. Nun spürst du sicher auch wieder die Regentropfen auf deiner Haut, die du gerade, als du so viel Angst hattest, gar nicht bemerkt hast, oder? Wie gesagt, ein Unterschlupf wäre jetzt sicher gut.«

Tatsächlich merkst du, dass der Regen immer stärker wird. Dicke Tropfen krachen auf die Erde, auf dich und die Schlange. Es werden immer mehr, der Regen wird immer stärker, und alle anderen Tiere haben sich offenbar schon versteckt. Du schaust dich um, aber außer den paar dünnen Bäumchen kannst du nichts entdecken, worunter du dich zurückziehen könntest, um Schutz zu finden. Und bei Gewitter unter einen Baum? Du weißt, dass das keine so gute Idee wäre. Du schaust dich weiter um, doch da ist nichts.

»Setze dich einfach hin«, meint da die Kobra. »Einfach hier auf der Erde in den Schneidersitz. Ich helfe dir.«

Du hast mittlerweile genug Vertrauen zu der großen Schlange, dass du auf den Vorschlag eingehst. Du setzt dich hin, kreuzt die Beine und wartest ab. Was hat die Schlange bloß vor? Wie sollst du hier vor dem Regen geschützt sein?

Da windet sie sich aus ihrem Versteck hervor, kriecht hinter dich und richtet sich auf, bis ihr Kopf über deinem ist. Und dann macht sie etwas ganz Tolles: Sie spreizt ihren Nackenschild! Ihr Nacken wird auf einmal ganz breit, so breit wie ein Tennisschläger, und bildet ein richtiges kleines Dach über dir. So bleibst du trocken, während der Regen weiterhin um dich herum auf die Erde trommelt.

***

Das ist wirklich stark! Eine große Kobra als Regenschutz! Das hat bestimmt noch kein Kind außer dir erlebt. Du sitzt gemütlich im Trockenen und kannst weiter in die Landschaft schauen, der der Regen richtig guttut. Es hat schon lange nicht mehr geregnet, und die Pflanzen und Tiere brauchen das Wasser. Aber ob es die Schlange gar nicht stört, dass sie nass wird?

Als hätte sie deine Gedanken gelesen, lacht sie leise: »Keine Sorge, mir macht der Regen nichts aus. Es ist sogar ganz angenehm. Außerdem: Wenn man anderen hilft, ist das immer auch ein Geschenk für einen selbst! Wenn ich mich recht entsinne, hat einmal einer meiner Vorfahren vor langer Zeit den Buddha so beschützt, wie ich das jetzt für dich tue. Ist also sozusagen eine Familientradition.«

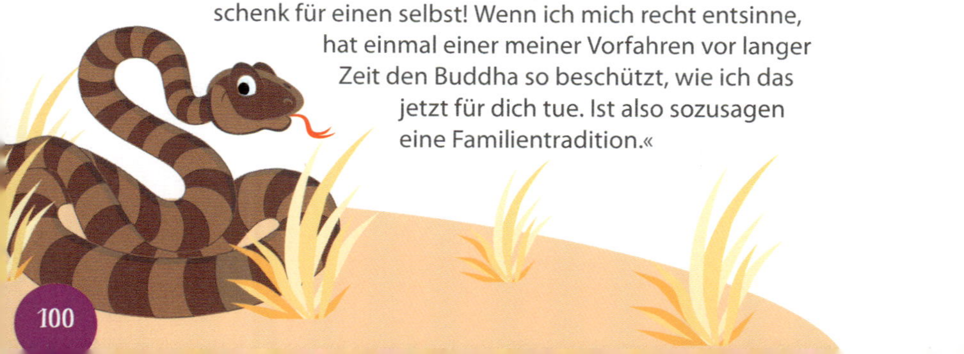

Und in der Tat: Du fühlst dich beschützt, behütet und geborgen. Nichts kann dir gerade zustoßen, weder der Regen noch irgendetwas sonst kann dir mit so einem Freund an deiner Seite etwas anhaben. Du spürst, wie die Kobra dir Mut gibt und dich selbstbewusster macht.

Langsam wird der Regen schwächer, bis er nur noch ein Tröpfeln ist. Die Kobra entspannt ihren Nackenschild, lässt sich wieder zur Erde hinab und schlängelt sich vor dich, sodass sie dir ins Gesicht sehen kann.

»Wenn du dieses Gefühl mochtest«, sagt die große Schlange jetzt, »dann versuche doch einmal die Yogaübung, die nach mir benannt ist. Du legst dich auf den Bauch, stützt die Hände neben den Schultern auf und hebst mit der Kraft deiner Rückenmuskeln deinen Oberkörper an. Dabei kannst du an die Decke schauen und währenddessen an mich denken. Das gibt dir Kraft, Mut und das Gefühl von Freiheit, und du wirst dich danach richtig gut fühlen. Auch wenn du nicht nur für dich, sondern auch für andere Mut brauchst – um ihnen zu helfen und beizustehen, so, wie ich eben für dich –, ist das eine gute Übung und eine gute Erinnerung an all die Kraft, die in dir steckt.«

Du stehst nun auf und verbeugst dich vor der Schlange, die dir so viel Gutes geschenkt hat: den Schutz vor dem Regen, warme und wahre Worte und dazu noch eine hilfreiche Übung. Du hast sie wirklich am Anfang eurer Begegnung falsch eingeschätzt, aber jetzt weißt du, dass sie ein sehr freundliches und weises Tier ist, das dir nichts Böses will.

Verabschiede dich nun mit deinen eigenen Worten von der Schlange.

***

Die Kobra nickt dir mit ihrem hübschen, schwarzen Kopf zu und wünscht dir einen guten Heimweg. Du drehst dich um und schlenderst wieder durch die Graslandschaft zurück. Du kannst sehen, wie gut der Regen der Erde getan hat. Sie hat das meiste der großen Menge Wasser, die vom Himmel geregnet ist, wie ein Schwamm aufgesogen. Die Gräser und Blumen hängen nun nicht mehr so schlapp herunter, sondern sind aufgerichtet und recken sich der Sonne entgegen. Die Tiere, die sich vorhin noch versteckt haben, sind wieder hervorgekommen, und du siehst auch die Mäusefamilie wieder, die nun an einer großen Pfütze ihren Durst stillt. Alles in der Natur scheint irgendwie immer am richtigen Platz zu sein. Der Regen, der Sonnenschein, die große Kobra – und auch du. Schließlich bist du auch ein wichtiger Teil dieser Natur.

Du gehst nun langsam weiter, bis die Landschaft immer mehr verblasst und du zurück in deine gewohnte Umgebung kommst. Öffne sanft deine Augen, recke und strecke dich. Und wenn du magst, kannst du ja gleich einmal die Kobraübung ausprobieren und dich damit an den Mut und die Kraft und die Geborgenheit erinnern, die du auf deiner Reise erfahren hast.

FRÖHLICH SEI DEIN TAG, FRÖHLICH SEI DEIN LEBEN!

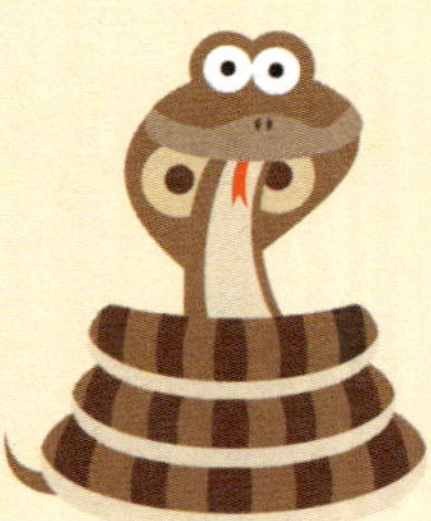

MIT HANUMAN BEI DEN RISHIS

Die Kinder erfahren während dieser Reise, warum man Gottheiten verehrt, was ein Ritual ist und wie man selbst ein Ritual gestalten kann. Sie lernen von Hanuman etwas über die alten Weisen Indiens und verbinden sich gleichzeitig ganz nebenbei mit seinen Qualitäten der Körperkraft, Selbstlosigkeit und Hingabe.

Am besten machst du es dir nun ganz gemütlich. Du kannst liegen oder sitzen und dich warm zudecken, wenn du magst. Schließe nun deine Augen, damit deine Fantasie erwacht.

Nimm drei tiefe Atemzüge, und komme mit jedem Atemzug ganz an deinem gemütlichen Ort an, und öffne die inneren Augen immer mehr, damit deine innere Reise beginnen kann.

***

Ehe du dich versiehst, befindest du dich plötzlich inmitten eines Waldes mit vielen hohen Bäumen, die dir unbekannt

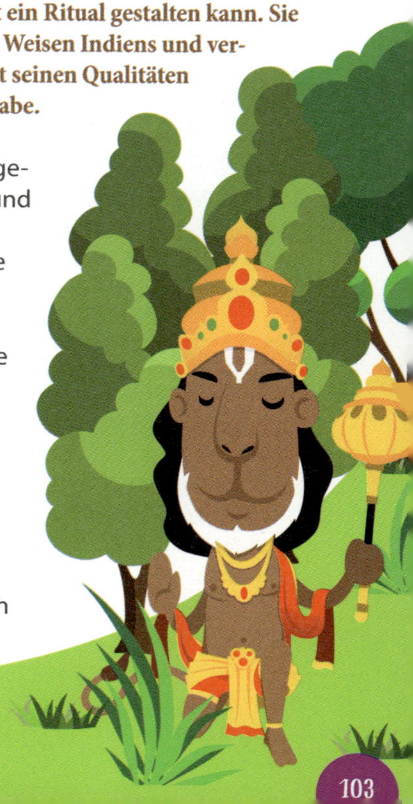

sind. Sie haben ganz besondere Blätter und riesige oberirdische Wurzeln, sodass alles ganz verwunschen wirkt. Auch wenn alles ein wenig fremd aussieht, fühlst du dich wohl. Durch die Baumkronen dringt viel Licht, und es ist angenehm warm, obwohl du im Schatten entlanggehst. Sieh dich einmal um, und lausche auch den Geräuschen in diesem Wald. Was kannst du entdecken?

***

Zwischen den Bäumen taucht plötzlich ein großer, starker Mann mit einem freundlichen Affengesicht auf. Er lächelt und winkt dir zu. Es ist Hanuman, der starke Gott der Verwandlung. Es winkt dich zu sich heran, und du gehst auf ihn zu.

»Hallo! Wie schön, dass du ausgerechnet heute kommst! Ich bin auf dem Weg in den Wald zu den großen Sehern, den Rishis – sie machen gleich ein Ritual. Magst du mitkommen? Wir können sie beobachten, und ich kann dir alles erzählen, was ich darüber weiß. Hast du Lust?«, fragt Hanuman.

Große Seher … Das klingt toll! Wie die wohl aussehen? Ganz gespannt folgst du Hanuman, der sich äußerst flink durch den Wald bewegt.

Nicht weit von euch taucht nun eine Lichtung auf, auf der kleine Strohhütten stehen. Dort sitzen auch ein paar Menschen im Kreis vor einem kleinen Feuer. Je näher du kommst, desto mehr kannst du erkennen.

Die Männer sitzen auf Strohmatten im Lotossitz. Sie haben allesamt sehr lange Haare, und ein Teil davon ist zu einer Art Knoten auf dem Kopf zusammengebunden, während der Rest fast bis zur Mitte ihres Rückens reicht. Sie tragen lange Perlenketten und ansonsten nur sehr weite Hosen.

»Da sind sie, sieh nur!«, sagt Hanuman. »Gleich werden sie ihr Ritual damit beginnen, einer Gottheit einen Platz in ihrem Kreis anzubieten. Sie werden einen von uns einladen und begrüßen.«

Hanuman scheint sich sehr zu freuen, und gespannt beobachtet ihr das Geschehen. Es fühlt sich ein wenig so an, als würdet ihr beide gemeinsam durch ein Schlüsselloch lunzen … und das Beobachten bitzelt fast ein wenig auf der Haut. Kannst du das spüren?

Da siehst du, dass einer der Rishis eine kleine, goldfarbene Figur in die Mitte des Kreises zum Feuer stellt und ein anderer ein schön gerahmtes Bild. Du erkennst darauf … Hanuman! Ein kurzer Blick neben dich zeigt dir, dass auch Hanuman sich erkannt hat, denn er lächelt sanft.

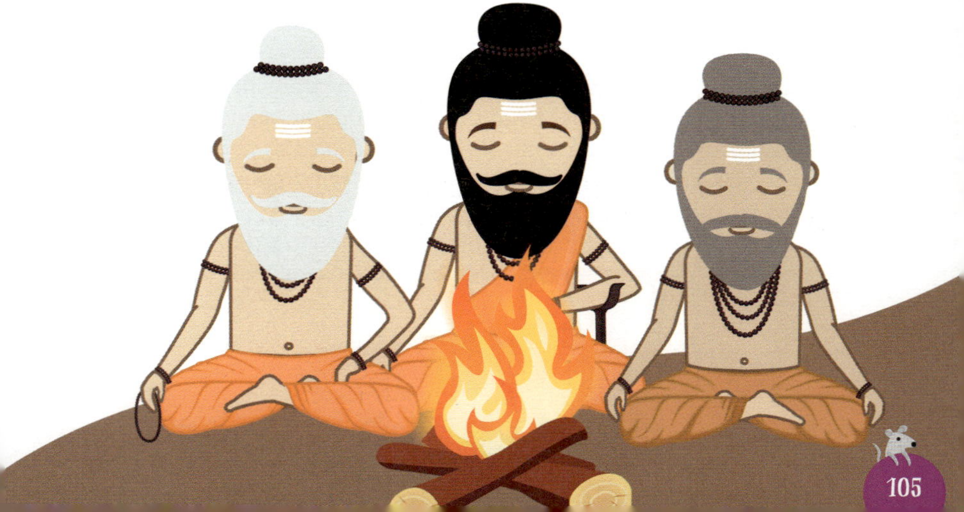

Einer der Männer steht auf, legt die Hände vor der Brust aneinander und verneigt sich tief vor dem Bild. Alle anderen Männern tun es ihm im Sitzen gleich.

Der Mann zündet eine Kerze an, hebt sie kurz ganz hoch in Richtung Himmel und stellt sie zwischen die Figur und das Bild von Hanuman.

Dann nimmt der Mann mit beiden Händen Erde vom Boden auf, lässt diese in eine schöne, kleine Schale gleiten und nimmt kurz danach mit drei Fingern ein kleines bisschen Erde auf, um es dann in Richtung der Figur und des Bildes zu werfen. Er hebt die Schale noch einmal Richtung Himmel und stellt sie neben das Bild. Es folgt eine weitere Verbeugung aller Rishis.

»Wundere dich nicht, dass sie mich mit Erde bewerfen. Sie opfern mir nun nacheinander die Elemente des Lebens. Nun haben sie mir bereits Feuer und Erde dargebracht. Siehst du?« Hanuman flüstert inzwischen, weil es wichtig ist, das Ritual nicht zu stören und leise zu beobachten. Wie aufregend!

Der Rishi entzündet an der Kerze ein paar Räucherstäbchen, bläst deren Rauch in Richtung der Figur und des Bildes, hebt auch diese gen Himmel und steckt sie schließlich in die Schale mit der Erde. Und wieder verbeugen sich alle vor Hanumans Bild.

Dann hebt der Mann eine weitere kleine, schöne Schale mit Wasser

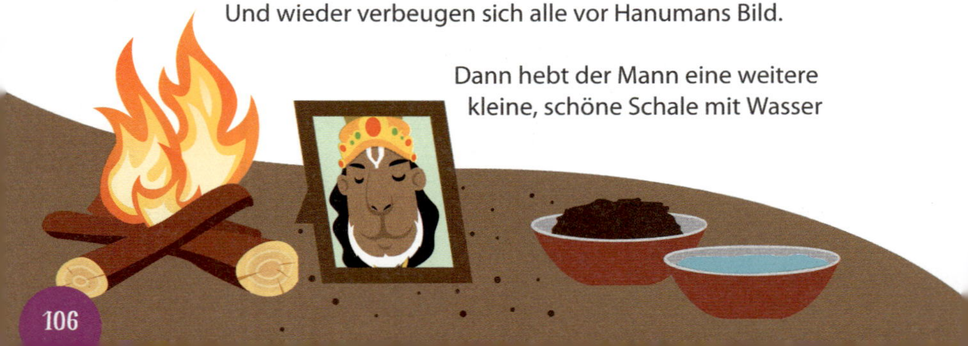

hoch, taucht seine Finger kurz hinein und spritzt ein wenig davon in Richtung der Hanuman-Figur. Danach hebt er die Schale noch einmal ganz hoch in Richtung Himmel und stellt sie schließlich neben die Figur. Alle stehen auf, verbeugen sich und legen schöne, bunte Blumen und Blütenblätter und manche sogar frisches Obst rund um das Bild, die Figur und die Opfergaben der Elemente.

»Die Rishis haben mir nun über den Rauch der Räucherstäbchen auch die Luft geopfert und das Wasser, und nun zeigen sie mit den Blumen und Früchten, dass sie alle ohne die vier Elemente nicht hätten wachsen und gedeihen können und dass aus guten Taten, aus schönen Handlungen, die wir säen, auch gute Früchte und schöne Blumen entstehen können. Man nennt das Karma. Hast du das schon einmal gehört?«, erklärt Hanuman ganz leise.

Die Rishis haben sich inzwischen alle wieder auf ihre Matten gesetzt und legen gerade ihre Hände vor der Brust zusammen. Alle haben die Augen geschlossen, und es ist ganz still.

Sie nehmen ein paar tiefe Atemzüge, so, wie du es vorhin getan hast, als diese Reise begonnen hat. Kannst du es erkennen?

***

Mitten in dieser magischen, stillen Atmosphäre des Waldes beginnen sie nun mit tiefen Stimmen, immer wieder zu murmeln:

»OM SHRI HANUMATE NAMAHA.«
(mehrfach murmeln, gern auch mit dem Kind zusammen)

Hanuman hat seine Augen auch geschlossen und lauscht. Vielleicht magst du das ebenfalls versuchen? Diese wenigen Worte schützen dich vor negativen Gedanken und Sorgen und verbinden dich außerdem mit der Energie des lieben Gottes, der gerade neben dir sitzt.

»OM SHRI HANUMATE NAMAHA.«
(mehrfach murmeln, gern auch mit dem Kind zusammen)

Hanuman öffnet seine Augen wieder, und du hörst, dass die Rishis nun plötzlich ganz langsam und noch tiefer sprechen – und nach diesem letzten Satz schweigen.

Kurz danach öffnen sie die Augen, stehen nacheinander auf, um sich noch einmal tief zu verneigen und kurz entweder die Figur oder das Bild Hanumans zu berühren. Dann geht jeder in seine Hütte.

»Wenn sie mein Bild berühren, dann nehmen sie noch einmal meine Energie auf und verabschieden sich gleichzeitig. Es ist ein bisschen wie eine Umarmung zum Abschied, wenn man sich noch einmal ganz nah spürt und dann jeder zu sich nach Hause geht«, flüstert Hanuman dir zu.

Es scheint, als wolle er die Stille an diesem Ort nicht stören. Er deutet dir mit einer Kopfbewegung an, ihm zu folgen, und schlägt den Weg ein, den ihr zuvor gekommen seid. Du folgst ihm – dieses Mal ganz leise und vorsichtig –, bis ihr schließlich an den Waldrand gelangt.

»Jetzt ist es Zeit, dass auch wir uns verabschieden. Ich würde dich gern umarmen, wenn du magst?!«, sagt Hanuman und beugt sich zu dir herab. Er ist wirklich groß!

Während Hanuman dich kurz und herzlich an sich drückt, flüstert er: »Was die Rishis wohl sagen würden, wenn sie wüssten, dass du mit mir zusammen unterwegs warst und wir uns jetzt drücken?« Er lächelt dich noch einmal an und verschwindet dann mit flinken Bewegungen wieder in den Wald.

Du siehst ihm nach, und wenn du magst, kannst du dabei deine Hände vor dem Herzen zusammenlegen und dich kurz verneigen. Ist es nicht wunderbar, dass du mit Hanuman unterwegs sein durftest?!

Er wird ganz sicher für dich da sein, wenn du einmal Mut und Stärke brauchst. Vielleicht opferst du ihm dann auch die vier Elemente und erinnerst dich an eure Begegnung auf dieser Reise und euer Beisammensein in der Nähe der Rishis.

Nimm nun drei tiefe Atemzüge, und komme wieder ganz hier im Raum an. Öffne deine Augen, und recke und strecke dich, wenn du magst.

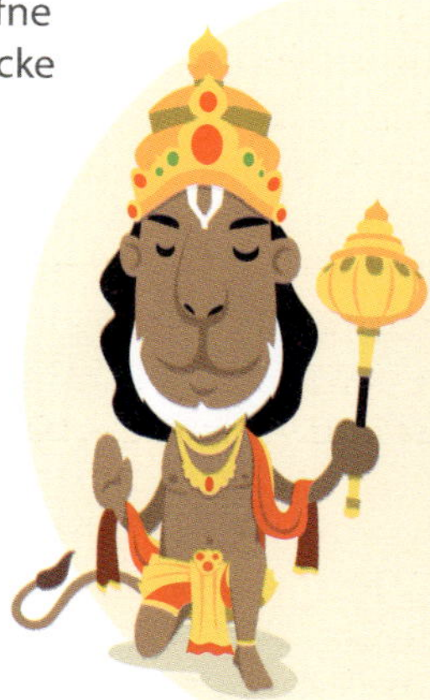

MUTIG SEI DEIN HERZ, KRAFTVOLL SEI DEIN HANDELN!

SHIVA UND SEIN STIER

Diese längere Fantasiereise zeigt dem Kind, dass man achtsam Schwierigkeiten überwinden kann und dass alles Leben ein Wunder ist. Das Kind begreift sich selbst als wichtigen Teil dieses Wunders und kann ganz in diesem Gefühl zur Ruhe kommen.

Am besten machst du es dir nun ganz gemütlich. Du kannst liegen oder sitzen und dich warm zudecken, wenn du magst. Schließe nun deine Augen, damit deine Fantasie erwacht. Nimm drei tiefe Atemzüge, achte ganz bewusst auf das Ein- und Ausatmen, komme mit jedem Atemzug ganz an deinem gemütlichen Ort an, und öffne die inneren Augen immer mehr, damit deine Reise beginnen kann.

Stelle dir jetzt vor, dass du am Fuße eines großen Berges in Nordindien stehst. Bewaldete Hügel liegen hinter dir, während sich vor dir

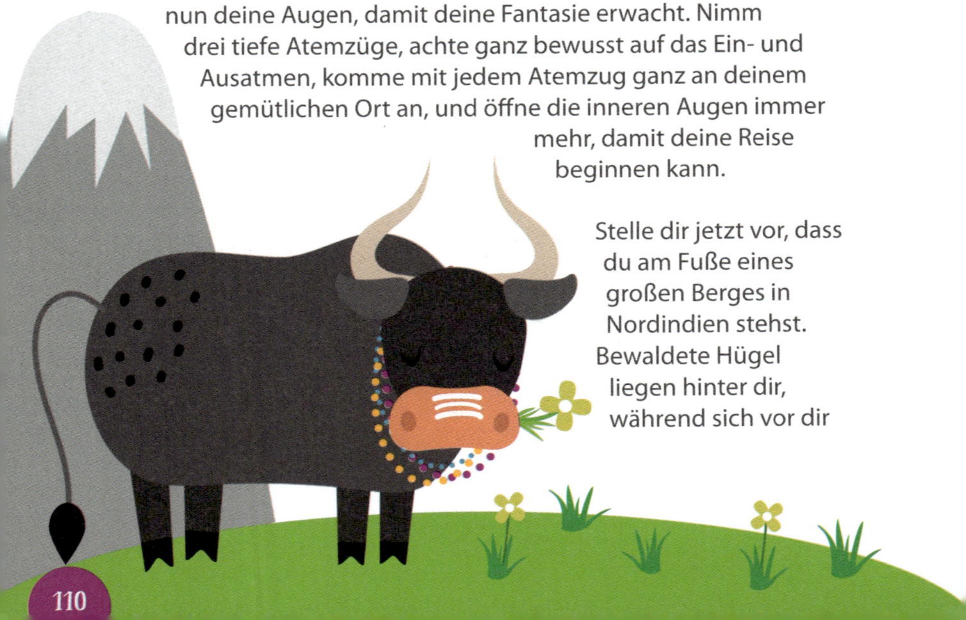

nackte Felsen in die Höhe strecken, auf deren Spitzen du Schnee erahnen kannst. Ein Pfad voller Geröll führt zwischen diesen Felsen entlang in ein Tal – und dorthin machst du dich nun auf den Weg.

Du musst aufpassen, wohin du deine Füße setzt, denn hier kann man leicht umknicken. Überall liegen Steine – große und kleine, runde und spitze. Aber du gehst ganz achtsam, setzt deine Schritte mit der gleichen Aufmerksamkeit, mit der du vorhin die drei tiefen Atemzüge genommen hast. Du machst das sehr gut und kommst zwar langsam, aber stetig voran.

***

Manchmal musst du auf größeren Steinen balancieren oder von einem Stein zum anderen hüpfen. Manchmal kannst du nur ganz kleine Schritte machen, manchmal musst du richtig große Schritte machen, um von einem Stein zum anderen zu kommen. Manche der Steine wackeln, und du musst gut aufpassen, dass du nicht stürzt. Aber du lässt dich nicht aufhalten und setzt einfach einen Fuß vor den anderen – einfach geradeaus, auf deinem Weg ins Tal …

***

Du gehst immer weiter den Pfad entlang, bis sich plötzlich das Tal vor dir öffnet und dir einen weiten Blick auf grüne Wiesen bietet. Rings herum siehst du die Berge, die hoch in den blauen Himmel aufragen – und genau vor dir auf einer der Wiesen steht ein großer, schwarzer Stier, um dessen Hals viele bunte Ketten mit Glöckchen und Glücksbringern hängen. Er hat gewaltige Hörner, lustig zuckende Ohren und drei weiße Querstriche auf seinem Maul, die ihm irgendjemand aufgemalt hat. Ganz friedlich steht er dort und kaut auf ein paar Grashalmen herum.

Langsam gehst du näher an ihn heran. Obwohl er sehr groß und wohl auch sehr stark ist, merkst du, dass du keine Angst vor ihm zu haben brauchst. Er ist einfach ein netter und lieber Stier, der ganz sanfte Augen hat und dich nun anspricht:

»Hallo, mein Kind! Freut mich sehr, dich zu sehen. Nur wenige Menschen kommen in dieses Tal, weil ihnen der Weg zu beschwerlich ist. Aber dich haben die vielen Steine offenbar nicht abgeschreckt … War es anstrengend?«

Du nickst, denn der Weg war wirklich ganz schön schwer. Doch nun hast du es ja geschafft und freust dich, dass du so ein freundliches Wesen hier triffst.

»Mein Name ist Nandi«, sagt der Stier, und auch du stellst dich vor.

***

»Möchtest du vielleicht meinen besten Freund kennenlernen?«, fragt Nandi dich nun. »Er ist jemand ganz besonderes.«

Klar möchtest du diesen Freund kennenlernen. Bestimmt hat dieser nette Stier auch nette Freunde. Also nickst du, und Nandi bittet dich, auf seinen Rücken zu klettern, damit er dich tragen kann. »Mein Freund wohnt am Ende des Tals. Da ist es besser, ich trage dich, sodass du nicht zu müde wirst.«

Der große Stier kniet sich auf die Erde, damit du leichter auf ihn klettern kannst. Du setzt dich auf seinen Nacken und hältst dich mit beiden Händen an seinen Hörnern fest. Da steht er wieder auf – das wackelt ein bisschen – und setzt sich in Bewegung. Er ist ganz schön schnell, und es macht richtig Spaß, auf ihm zu reiten. Die Landschaft fliegt an dir vorbei, während Nandi fröhlich durch die Gegend trabt. Du kannst dich umsehen und dir alles anschauen: das grüne, üppige Gras, die vereinzelten Büsche, hier und dort ein Vogel, vielleicht auch eine Gruppe Wildesel …

***

Dann wird Nandi langsamer, bis er schließlich vor einem fast dreieckigen Berg stehen bleibt. »Da sind wir«, sagt er und schnauft.

Du schaust dich um, doch du kannst Nandis Freund nirgends entdecken. Doch bevor du verwundert fragen kannst, siehst du plötzlich, wie sich der Berg vor euch verändert. Er scheint sich zu bewegen, sich ein wenig zu schütteln – und mehr und mehr kannst du die Gestalt eines riesigen Mannes erkennen. Der Fels verwandelt sich in Haut, der Schnee auf der Spitze des Berges verwandelt sich in einen Haarknoten, der Fuß des Berges verwandelt sich in die überkreuzten Beine des Mannes – und nun kannst du auch das Gesicht, die Schultern und Arme, die Brust und den Bauch erkennen. Aber Moment: Der Mann ist nicht nur riesig, er hat auch noch statt zwei vier Arme. Zwei seiner Hände liegen im Schoß, wie du das schon öfter bei Menschen gesehen hast, die meditieren. In der dritten Hand hält er einen dreizackigen Speer und in der vierten Hand eine kleine Trommel.

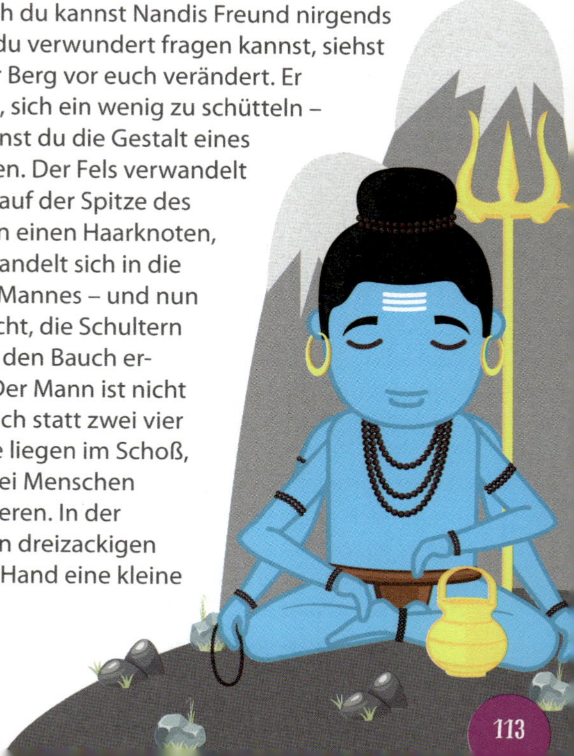

»Das ist Shiva«, sagt Nandi nun, »mein bester Freund und der stärkste Kerl, den ich kenne.«

Der riesige Shiva lacht nun leise und beugt sich ein wenig zu euch herab. »Das ist aber schön, dass du mich besuchen kommst«, sagt er mit einer ganz warmen Stimme. »Nandi bringt nicht oft Menschen hierher. Offenbar hast du ihn ziemlich beeindruckt. Bist du auf dem schmalen Geröllpfad in Nandis Tal gekommen?« Du nickst und findest das selbst gar nicht so besonders. Du hast doch nur gut darauf geachtet, wohin du deine Füße setzt. Shiva schmunzelt.

»Du denkst vielleicht, dass das nichts Besonderes ist, aber die meisten Menschen kehren wieder um, weil es ihnen zu anstrengend ist. Aber du hast recht: Wenn man achtsam ist und schaut, wo man hintritt, ist es eigentlich gar nicht so schwer.« Er lächelt dich an, und du lächelst zurück. Du fühlst dich ziemlich wohl hier, denn sowohl Shiva als auch Nandi sind so freundlich zu dir.

»Nandi hat dir ja gerade schon gesagt, dass ich sehr stark bin. Aber willst du wissen, was mich so stark macht?«, fragt Shiva.

Du nickst, und Shiva beugt sich noch näher zu dir heran. »Frieden«, sagt er dann. »Frieden macht mich stark. Und wenn du möchtest, kann ich diesen Frieden und meine innere Stärke mit dir teilen.«

Das ist natürlich eine gute Idee, findest du. Und Shiva und Nandi freuen sich über deine Reaktion. Shiva bittet dich nun, dich genau wie er hinzusetzen, einfach in den Schneidersitz auf die Erde. Oder, wenn du kannst, in den Lotossitz, bei dem deine Füße jeweils auf dem Oberschenkel des anderen Beines liegen. Kannst du das?

Dann legst du deine Hände in deinen Schoß, während Nandi neben dir auf die Erde plumpst und dich angrinst: »Schneidersitz kann ich nicht. Zu kurze Beine, weißt du?!«

Da müssen Shiva und du lachen, und auch Nandi stimmt mit ein.

Nach diesem herzhaften Lacher schaut dich Shiva liebevoll an – und dann siehst du, wie seine Herzgegend anfängt, zu leuchten und zu glühen. Es ist fast so, als wäre in seiner Brust eine große, goldene Lampe. Und von dieser Lampe aus strahlt nun ein Licht in deine Brust hinein. Ein warmes, goldenes Licht, das dein Herz berührt und dich ganz friedlich und still macht. Du schließt die Augen und spürst weiterhin das Licht, das von Shivas Herz aus in dein Herz strahlt. Genieße ein paar Momente dieses Licht, diesen Frieden Shivas, der dich erfüllt.

***

Das Licht ist warm und sanft. Es beruhigt dich und lässt dich lächeln. Es breitet sich in deinem ganzen Körper aus, sodass du selbst wie eine goldene Lampe leuchtest.

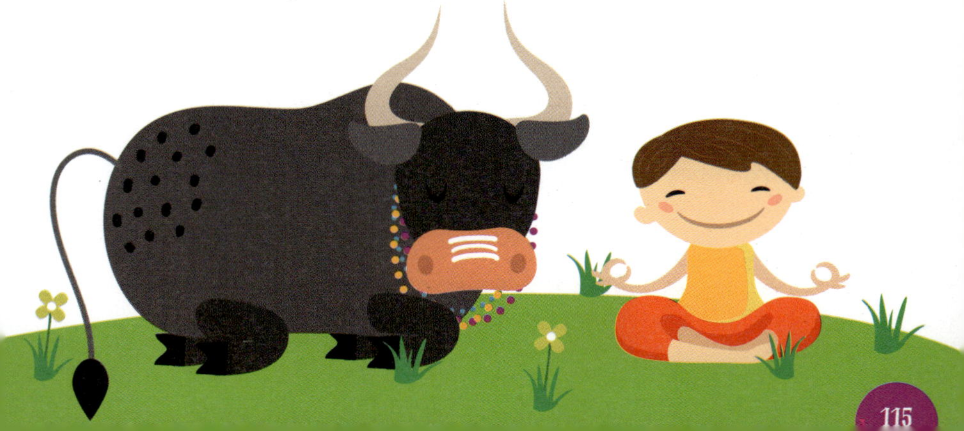

***

Nun beginnt Shiva, ein Lied in einer fremden Sprache zu singen. Ein Lied, das so ist wie das Leuchten: warm und hell, sanft und friedlich. Du verstehst die Worte nicht, aber du weißt, dass es darum geht, wie schön die Erde ist, wie schön die Tiere und die Menschen und die Pflanzen sind. Es geht um den Mond und die Sonne, um die Berge und Flüsse, um die Bäume und die Wolken am Himmel – und um dich!

Du spürst, dass du ein wichtiger Teil dieser Welt bist, dass du genauso ein Wunder bist wie die großen Wale und die kleinen Ameisen; genauso ein Wunder wie die grünen Blätter an den Bäumen und der Wind, der sie rascheln lässt; genauso ein Wunder wie der glitzernde Schnee auf den Berggipfeln und der freundliche, starke Stier, der direkt neben dir sitzt.

***

Das Licht scheint weiter in dich hinein, während das Lied langsam leiser wird, bis es ganz verklungen ist. Dann wird auch das Licht schwächer, zieht sich in Shivas Herz zurück. Du öffnest die Augen und siehst, wie Shiva dich anlächelt.

»Wenn du genau hinspürst«, sagt er nun, »kannst du dieses Licht immer in dir entdecken. Es ist das Licht des Friedens und des Wissens darüber, dass alles Leben ein Wunder ist. Lege einfach einmal deine rechte Hand auf dein Herz, und schaue, ob du einen Funken dieses Lichts entdecken kannst …«

***

»Siehst du? Das Leuchten ist immer in dir. Und wenn du magst, kannst du auch immer wieder mit Nandi hierher kommen und mit uns gemeinsam meditieren und im Licht sitzen. Doch nun ist es Zeit für dich, nach Hause zurückzukehren.«

Er lächelt dich weiter an, während du aufstehst und dich bei ihm bedankst. Er nickt dir zu und wird langsam wieder zu dem Berg, der er vorher war. Seine Beine werden zu Stein, seine Schultern und Arme verwandeln sich wieder in Felsen, sein Gesicht verschwindet, und auch seine Haare werden wieder zu Schnee.

***

Dann kletterst du wieder auf Nandis Rücken, der nun aufsteht und sich auf den Rückweg macht. Wieder saust er los, und du spürst den Wind in deinen Haaren, während du die Landschaft betrachtest.

***

Am Geröllpfad angelangt, steigst du ab, drückst deine Stirn an Nandis Stirn und verabschiedest dich. »Ich würde mich freuen, dich wiederzusehen«, sagt der schwarze Stier und blickt dir noch einmal tief in die Augen. Das würde dich auch freuen. So ein toller Freund ist wirklich klasse!

Du bedankst dich bei ihm, sagst Auf Wiedersehen und machst dich auf den Weg über die Geröllpiste. Wieder bist du ganz achtsam – und es geht

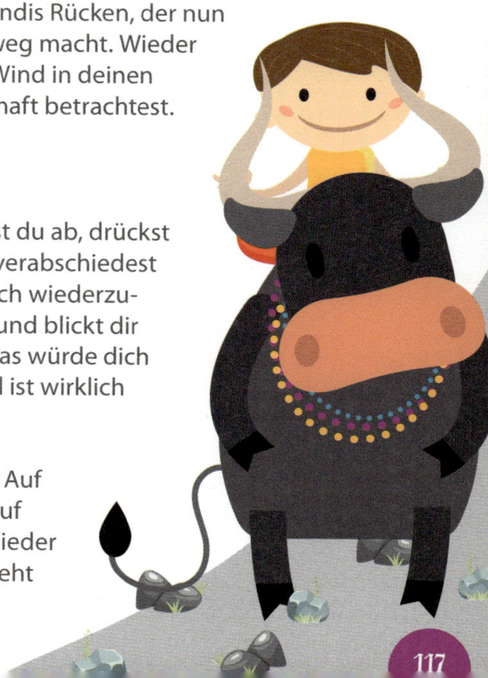

diesmal schon viel leichter als auf dem Hinweg. Kaum bist du losgegangen, bist du auch schon an deinem Ausgangspunkt angekommen.

Nun kannst du langsam deine Augen öffnen und wieder ganz in deiner Alltagswelt ankommen. Willkommen zurück von deiner abenteuerlichen Reise!

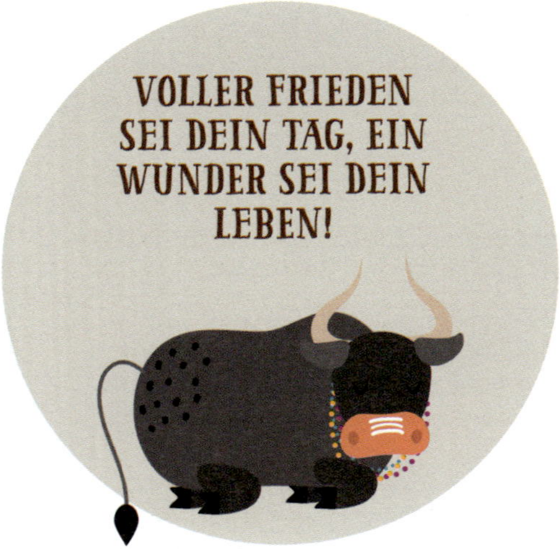
VOLLER FRIEDEN SEI DEIN TAG, EIN WUNDER SEI DEIN LEBEN!

DIE KATZE UNTER DEM BODHIBAUM

In dieser Reise macht das Kind Bekanntschaft mit einer ganz aufgeweckten Katze, die über Entspannung, den Buddha und auch die Katze-Kuh-Kombination (Marjaryasana-Bitilasana) so einiges zu berichten hat.

Setze dich ganz bequem auf einen Stuhl oder auf die Erde. Du kannst dich auch hinlegen, wenn du magst. Einfach so, wie du dich wohlfühlst.

Schließe nun sanft deine Augen, und atme dreimal ganz tief durch.

Spürst du die Luft, die du einatmest? Spürst du sie in deiner Nase, in deinem Hals, in deiner Brust und in deinem Bauch? Das ist der Atem, der dich lebendig macht …

***

Spüre noch einmal genau hin, und stelle dir dann vor, wie du auf einer staubigen Landstraße in Indien entlanggehst. Die Sonne scheint, und alle Wesen, denen

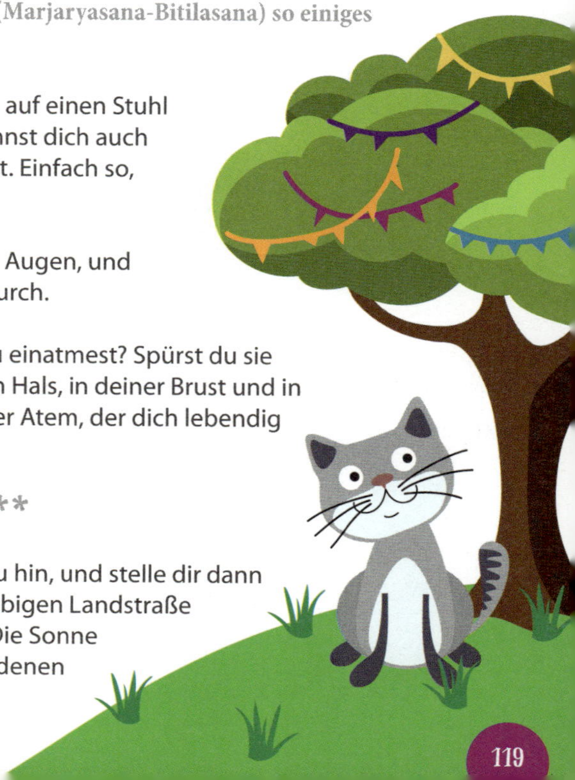

du begegnest, sind eher träge, liegen im Schatten, machen ganz einfach gar nichts.

Du siehst Menschen vor ihren Häusern auf der Erde hocken, Ziegen, die sich unter den wenigen Bäumen zusammendrängen, ein paar Hunde, die müde herumliegen, und auch ein paar magere Kühe, die sich eng an eine Hauswand drängen, um sich vor der Sonne zu schützen.

Du gehst weiter und siehst in einiger Entfernung etwas Merkwürdiges: einen großen Baum, eingefasst von einer kleinen Steinmauer, dessen Äste über und über mit bunten Bändern, kleinen Fähnchen und Stofftüchern geschmückt sind. Das willst du dir doch sicher einmal genauer ansehen.

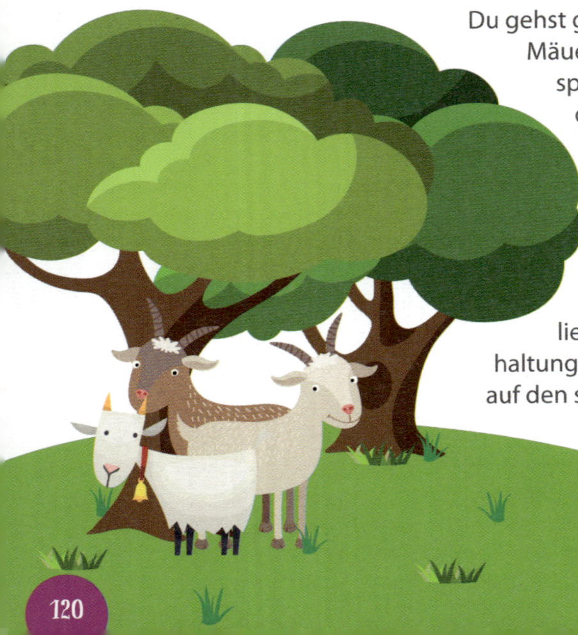

Du gehst ganz nah an das kleine Mäuerchen heran und spähst hinüber. Unter dem Baum steht eine Statue eines sitzenden Buddha, die ein ganzes Stück größer als ein ausgewachsener Mann ist. Die Hände der Statue liegen in Meditationshaltung in ihrem Schoß – und auf den steinernen Händen hat es sich eine grau getigerte Katze gemütlich gemacht. Du musst lächeln, denn es sieht wirklich ulkig aus, wie die Katze dort liegt. Die Buddhastatue, die schon solch eine Ruhe ausstrahlt, und dann noch die dösende Katze, die sich an diesem heiligen Ort offenbar richtig wohlfühlt. Die Katze öffnet nun ein Auge und schaut dich an. Dann zwinkert sie dir zu und grinst. Huch, das ist aber wirklich eine eigenartige Katze!

»Das hier ist der beste Platz im ganzen Dorf«, sagt sie nun zu dir und öffnet auch ihr anderes Auge. Das kannst du dir wirklich gut vorstellen, denn der große Baum spendet eine Menge Schatten, außerdem flattern die bunten Bänder und Stofftücher lustig im lauen Wind. Und die Buddhastatue sieht auch sehr schön aus, hat ein ganz entspanntes Gesicht und lächelt sanft auf die Menschen herab, die hier am Baum vorbeigehen.

»Ich liege hier eigentlich jeden Tag«, meint die Katze. »Die Hände des Buddha sind wie für mich gemacht. Siehst du, ich passe ganz genau hinein, wenn ich mich zusammenrolle. Da hat der Buddha wohl großes Mitgefühl mit einer armen Straßenkatze gehabt, was?!« Die Katze lacht, und auch du musst schmunzeln. Sie hat sich wirklich einen schönen Ort ausgesucht, und sie passt tatsächlich genau in die Hände des Buddha.

»Komm, setze dich ein bisschen zu mir. Du kannst ruhig durch das kleine Tor in der Mauer gehen und dich einfach ein bisschen unter den Baum setzen. Weißt du eigentlich, was das für ein Baum ist?«

Du schüttelst den Kopf und schreitest durch das Tor in die Einfriedung des Baumes. Dort lässt du dich nieder, während die Katze erzählt: »Unter diesem Baum hat der Buddha die Erleuchtung erfahren. Na ja, vielleicht nicht direkt unter diesem Baum, aber unter einem ganz ähnlichen. Jedenfalls sagen die Leute im Dorf, dass dieser Baum hier ein Ableger, also sozusagen ein Kind des ursprünglichen Bodhibaumes ist. Vielleicht magst du eine Weile hier mit mir zusammensitzen, und ich erzähle dir ein bisschen vom Buddha …«

Du setzt dich auf die flachen Stufen, die zur Statue hinaufführen, und die Katze beginnt zu erzählen: »Der Buddha war der Sohn eines ganz reichen Mannes, der ihn vor allem Übel in der Welt beschützen wollte. Doch irgendwann hat der Buddha dann doch jemanden getroffen, dem es nicht gut ging. Und da hat er sich gedacht, dass es doch einen Weg geben müsste, auf dem die Menschen nicht mehr leiden. Da hat er erst ganz viele komische Übungen gemacht, sich ganz doll angestrengt, bis er gemerkt hat, dass das auch nichts bringt. Und dann hat er den Mittleren Weg entdeckt – das Gleichgewicht zwischen Entspannung und Anstrengung. Ich bin ja sicher, dass ihm das eine Katze erklärt hat, aber ich kann das leider nicht beweisen …«

Die Katze kichert. »Na ja, auf jeden Fall hat er dann in der Meditation gemerkt, dass es vielen Menschen nicht gut geht, weil sie Dinge wollen, die sie nicht bekommen können, oder weil sie Dinge festhalten wollen, die vergänglich sind, oder weil sie Dinge nicht mögen, die aber nun einmal zum Leben dazugehören. Und er meinte, wenn man meditiert – also wie eine Katze einfach dasitzt und sich nicht von der Welt verrückt machen lässt –, dann sieht man die Dinge so, wie sie wirklich sind, und alles ist gut. Man akzeptiert die Welt so, wie sie ist. Mal scheint die Sonne, mal regnet es. Da kann man sich noch so aufregen, es passiert trotzdem, nicht wahr?!«

Du nickst, und die Katze sieht sehr zufrieden aus. »Und weil der Buddha unter solch einem Baum wie diesem hier – einer Pappelfeige – die Welt verstanden hat, verehren die Menschen hierzulande diese Bäume und erinnern sich an den Buddha und das, was sie ›Erleuchtung‹ nennen. Wenn du mich fragst, hat der Buddha einfach einmal locker gelassen, sich hingesetzt und ein bisschen zufrieden geschnurrt, aber man kann das natürlich auch ›Erleuchtung‹ nennen …« Wieder kichert die Katze.

»Aber wenn man so den ganzen Tag herumgesessen hat, muss man sich natürlich auch einmal bewegen. Schaue einmal …« Die Katze steht auf und macht einen Buckel. Dann krümmt sie ihre Wirbelsäule nach unten und streckt ihren Kopf nach oben.

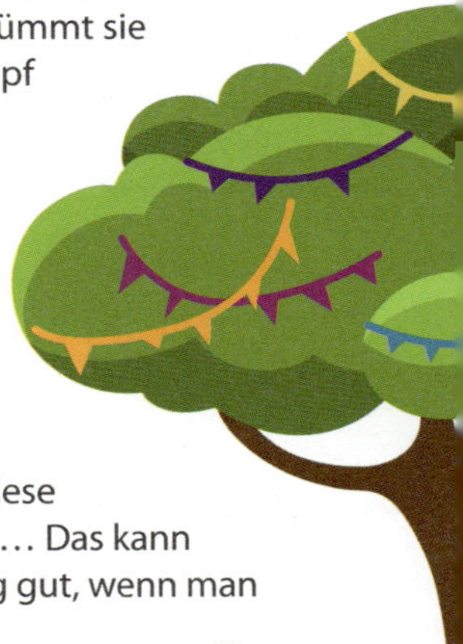

»Der Buckel heißt beim Yoga ›Katze‹, die andere Haltung ist die ›Kuh‹. Das kannst du auch beides machen, wenn du dich auf alle viere begibst. Willst du es einmal probieren?«

Sicher willst du das, und deshalb machst du es der Katze auch gleich nach. Vielleicht kennst du diese Übungen ja auch schon. Katze, Kuh … Katze, Kuh … Das kann man immer im Wechsel machen, und es tut richtig gut, wenn man längere Zeit gesessen hat.

***

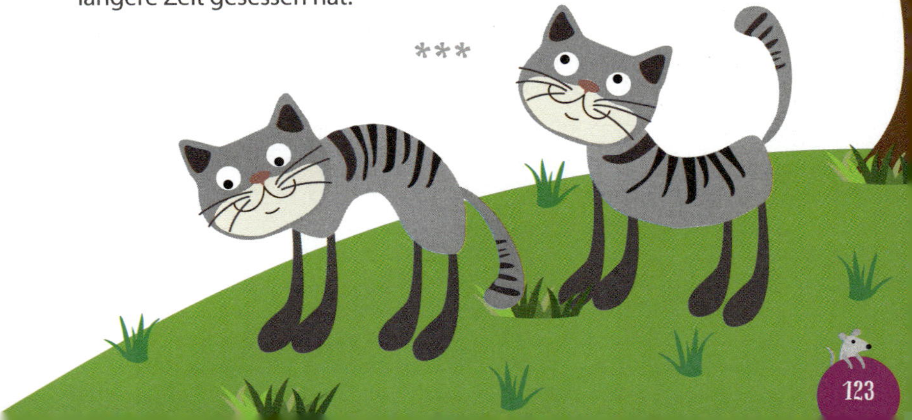

»Siehst du?«, sagt die Katze. »Jetzt hast du meditiert, eine Menge über den Buddha erfahren, Yoga gemacht und auch noch eine neue Freundin gefunden. Mich! Ich würde sagen, das ist genug für einen Tag, oder? Jetzt kannst du wieder ganz entspannt hier sitzen und einfach zuschauen, wie sich die bunten Bänder am Baum im Wind bewegen. Oder du schaust mir beim Schlafen zu. Das ist auch okay. Bleibe einfach noch ein bisschen sitzen, und schaue einfach zu, was passiert. Und wenn du irgendwann wieder etwas über Indien, Yoga oder den Buddha wissen willst, kannst du ja wiederkommen und mich fragen. War mir auf jeden Fall ein Vergnügen, dich kennenzulernen.«

Und schon schließt die Katze wieder ihre Augen und schläft sofort ein, sodass du sie augenblicklich leise schnarchen hörst.

Jetzt kannst du noch einen Moment hier sitzen bleiben. Die Katze hat dich ja schließlich an ihren Ort eingeladen …

***

Nun stehst du langsam und vorsichtig auf, denn du willst die Katze ja nicht wecken, und machst dich auf den Rückweg. Heraus aus der Einfriedung des schönen Bodhibaumes, zurück auf die Dorfstraße und vorbei an den Häusern. Diesen Ort wirst du dir bestimmt merken, denn von dieser Katze kannst du bestimmt noch einiges lernen.

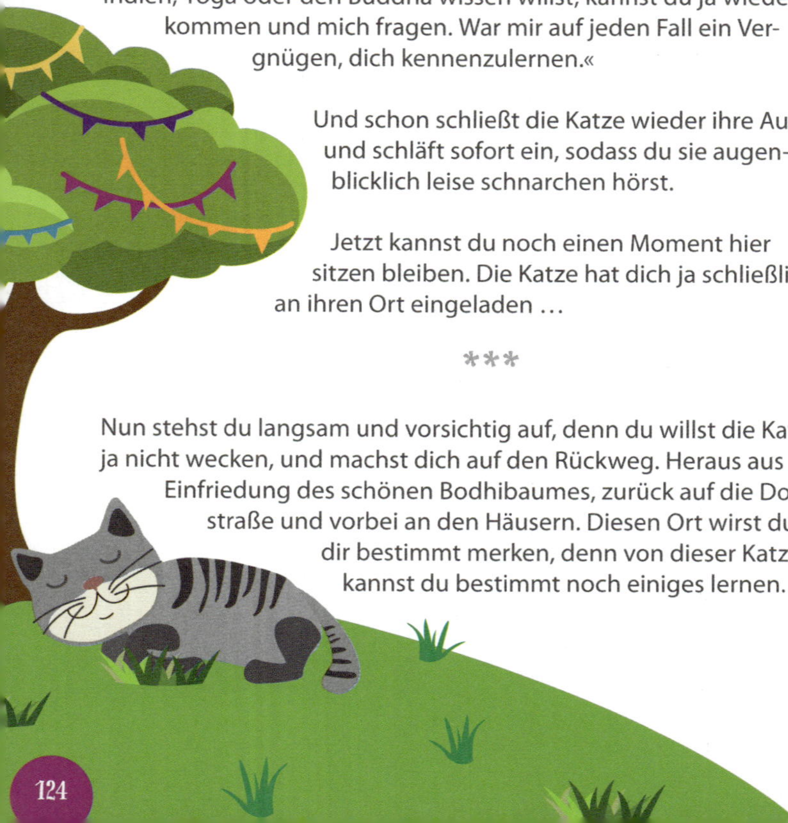

Langsam verblassen nun die Häuser, die Menschen, Hunde, Ziegen und Kühe. Alles verschwindet wie in einem heraufziehenden Nebel – und du kommst langsam wieder in deiner ganz normalen Alltagswelt an.

Jetzt kannst du sanft deine Augen öffnen und noch dreimal tief durchatmen. Willkommen zurück!

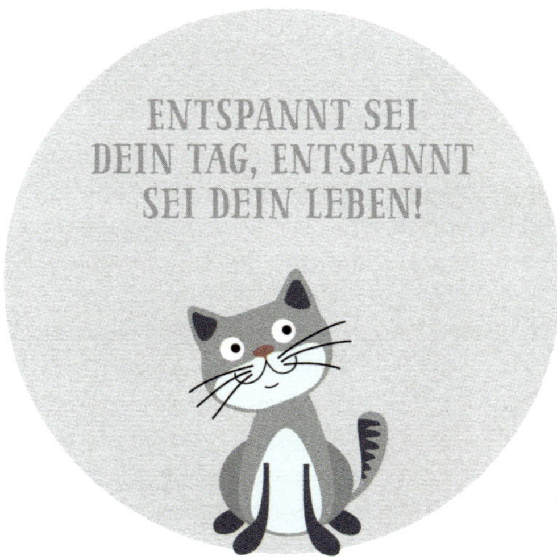

FREI WIE EIN SCHMETTERLING

Auf dieser Reise lernt das Kind, den eigenen Atem als Unterstützung zur achtsamen Wahrnehmung der Welt zu erfahren, und es macht eine schwerelose Reise als Schmetterling. Zudem führt die Reise zu Beginn sanft an die Asana des Schmetterlings (Badhakonasana) heran. Diese Reise verbindet das Kind auch mit der farbenfrohen Blumenwelt der Mutter Erde und weckt den Entdeckergeist und die Hilfsbereitschaft des Kindes.

Möchtest du dich heute einmal in einen bunten Schmetterling verwandeln? Deine Flügel ausbreiten und die Gegend erkunden? Was meinst du? Komm, wir bereiten uns kurz gemeinsam vor, und dann gehen wir auf diese farbenfrohe Reise.

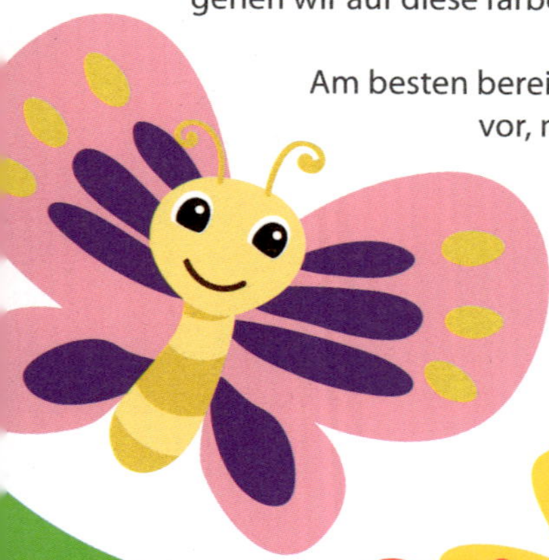

Am besten bereiten wir uns hierfür auf dem Boden vor, möglichst nah an Mutter Erde. Setze dich ganz entspannt und mit einem geraden, aufgerichteten Rücken hin. Nun ziehe deine Knie mit einer langen Einatmung Richtung Bauch, und lasse sie mit einem langen Ausatmen sanft wippend nach außen kippen. Deine Füße berühren sich,

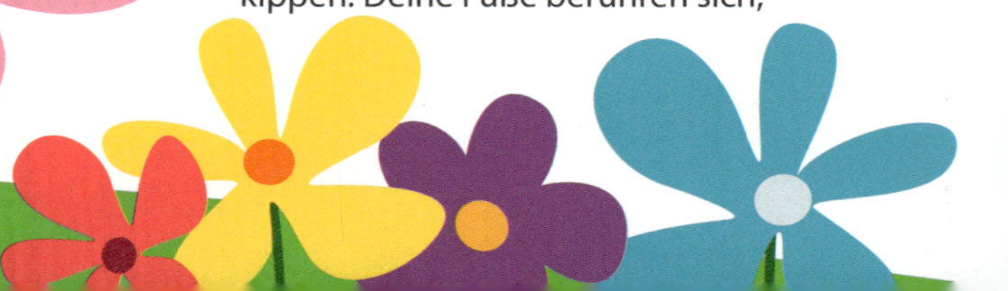

während deine Oberschenkel und Knie nach außen sinken und so an die Flügel eines Schmetterlings erinnern.

Ziehe nun deine Fersen zu dir heran, atme dabei erneut ganz tief ein, und umschlinge deine Fußknöchel mit den Händen, während du tief ausatmest.

Schließe nun sanft deine Augen, und atme ganz frei in deinem eigenen Atemrhythmus weiter. Spüre dabei, wie die Luft durch deine Nase, durch deine Brust bis in deinen Bauch herein- und wieder zurückströmt. Vielleicht kitzelt es ein bisschen an deiner Nase, vielleicht merkst du, wie sich deine Bauchdecke mit jedem Atemzug hebt und senkt. Achte einfach einmal darauf, wie sich das anfühlt. Und während du ganz frei und entspannt atmest, nutze die Flügel, die du gerade ausgebreitet hast. Deine Knie schwingen langsam auf und ab, ganz langsam, wenige Flügelschläge genügen dem Schmetterling, um weit zu kommen. Spüre dem nach, während du weiterhin entspannt atmest.

Dein Atem begleitet dich dein ganzes Leben lang. Er strömt ganz ruhig in dich herein und fließt fast unmerklich wieder aus dir hinaus …

***

Lasse deine zarten Schmetterlingsflügel weiter ganz sanft auf und ab schwingen. Vor deinen inneren Augen erscheint nun eine herrlich blühende Blumenwiese. Überall siehst du wunderschöne, bunte Blumen – manche sind dir bekannt, andere hast du noch nie gesehen. Magst du an ihnen riechen? Erfahren, wie sie duften?

Dank deiner Schmetterlingsflügel kannst du nun völlig schwerelos und ohne jede Anstrengung über die ganze Wiese fliegen. Flattere zuerst zu der Blume, die dich am meisten anzieht. Ist es vielleicht die, die in deiner Lieblingsfarbe blüht? Oder hat sie besondere Blütenblätter? Schaue dich um, und besuche die Blume, die dich am meisten zu rufen scheint …

Wenn du dort angekommen bist, lande sanft auf ihr, und atme ihren Duft mit zwei oder drei tiefen Atemzügen ein.

***

Wenn du magst, schwebe nun langsam zu einer weiteren Blüte, die du erkunden magst. Nutze deinen Geruchssinn, und erwecke ihn mehr und mehr mit tiefen Atemzügen, die die Geschenke dieser farbenfrohen Pflanzenwelt noch deutlicher werden lassen können. Je tiefer und langsamer du atmest, desto stärker kannst du den speziellen Geruch einer Pflanze wahrnehmen. Versuche es einfach.

Wenn dir danach ist, ziehe weiter zur nächsten Blüte, und lerne deren unverwechselbaren Duft kennen. Hast du schon einen Favoriten? Welchen Geruch magst du besonders gern? Und welche Farbe hat diese Blüte?

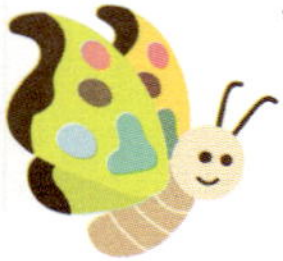

Vielleicht entdeckst du lustig brummende Käfer oder andere Insekten und vielleicht auch andere Schmetterlinge, die wie du die Schönheit und den Duft dieser Wiese ge-

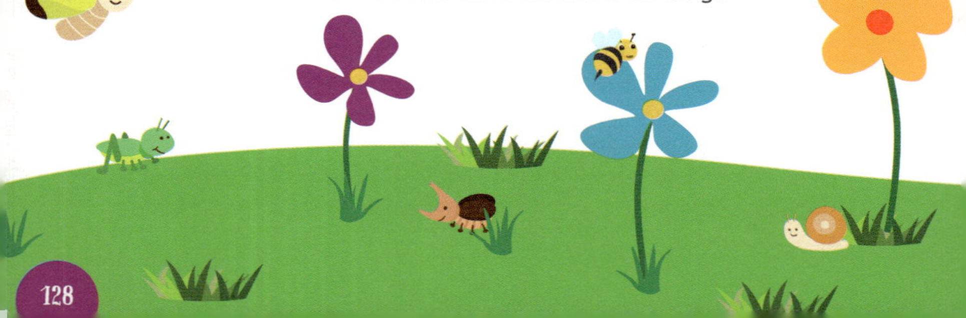

nießen. Hier und dort siehst du vielleicht auch schöne Steine, die auf dieser Wiese liegen, oder Hölzer, die durch Regen, Sonne und Wind Furchen bekommen haben, sodass sie fast wie Gesichter aussehen. Kannst du solche spannenden Gesichter entdecken? Fliege einfach weiter ganz frei umher, du wirst sicher etwas Tolles entdecken! Sieh dich auf dieser schönen Wiese um.

***

Während du weiter die Blumenwiese erforschst, siehst du unter dir auf einmal eine kleine, bunte und sehr dicke Raupe. Sie kriecht zwischen den Blumen umher und sieht dabei fast ein wenig angestrengt aus – so im Vergleich zu deinem freien Flug. Vielleicht magst du neben ihr landen, sie einmal ansprechen und dich vorstellen? Das ist ja immer ein guter Weg, um neue Freundschaften zu schließen. Probiere es doch einfach einmal …

***

Die Raupe freut sich sehr und stellt sich selbst auch direkt vor: »Ich heiße Bommi. Wie schön, dich kennenzulernen!«, sagt sie mit zarter Stimme. »Ich habe von den anderen Tieren gehört, dass du von Blüte zu Blüte fliegst, und habe immer einmal versucht, nach oben zu schauen,

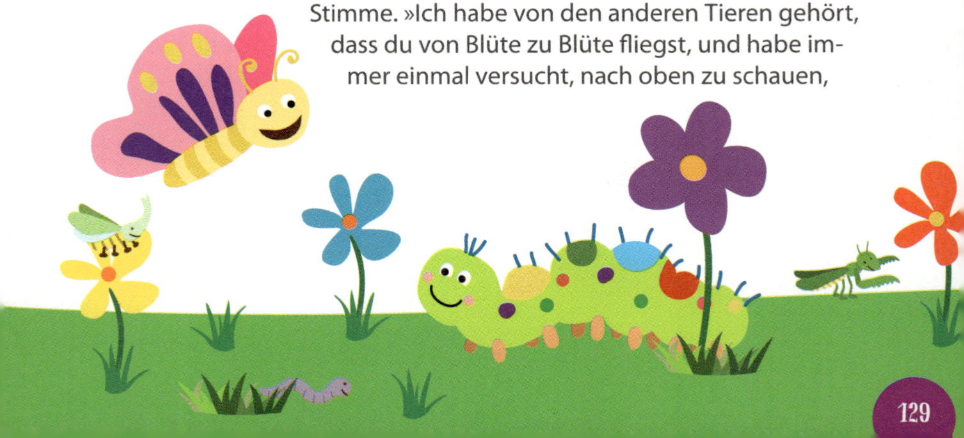

um dich zu entdecken, doch ohne Erfolg. Wie schön, dass du nun hier bei mir gelandet bist … Weißt du, es dauert noch eine Weile, bis ich endlich auch fliegen und die Gegend ein wenig schneller erkunden kann. Würdest du mir verraten, was da oben zu sehen ist und wie Blüten riechen?«

Du nickst, denn das ist wirklich schade für die Raupe, dass sie noch so lange warten muss, bis sie all das auch entdecken darf. Also nimm dir kurz Zeit, die Blumen zu beschreiben, an denen du gerochen hast. Und vielleicht möchtest du Bommi auch von der einen Blume erzählen, die dir am liebsten ist?

***

Da seufzt Bommi auf einmal ganz tief auf und schaut sehnsüchtig zum Himmel beziehungsweise den Blütenkelchen empor. »Weißt du«, sagt sie, »momentan habe ich immer nur Hunger und esse und esse … und die Welt dreht sich scheinbar so langsam. Du siehst ja auch, dass ich nicht wirklich flott von der Stelle komme. Bestimmt dauert es nicht mehr lange, bis ich zum Schmetterling werde und fliegen kann. Denn zurzeit kann ich ja kaum mehr etwas tun, außer essen. Aber vielleicht kennst du das ja auch? Wenn man ganz ungeduldig darauf wartet, etwas machen zu dürfen, was für andere längst ganz selbstverständlich ist?«, fragt dich die kleine, dicke Raupe und klingt dabei ein bisschen traurig.

Du kennst das natürlich auch, denn du kannst dich daran erinnern, als du noch nicht Fahrrad fahren konntest, die anderen aber schon auf ihren Rädern herumgesaust sind. Und vielleicht hast du ältere Geschwister, die schon alles zu dürfen scheinen, während du immer nur warten musst?

Was immer dir einfällt, magst du es der Raupe anvertrauen und ihr damit zeigen, dass sie nicht allein ist? Du musst nur an diese Erlebnisse denken, und schon wird sie es wissen.

***

Da spricht die Raupe dich wieder an: »Vielen Dank! Danke, dass du deine Erlebnisse mit mir geteilt hast! Dann lebt es sich doch gleich viel leichter, wenn man nicht so allein ist. Zusammen sieht die Welt doch gleich viel bunter und fröhlicher aus.«

Als die Raupe das sagt, hast du urplötzlich eine Idee. Na klar! Gemeinsam kann man einander helfen und kommt auf die besten Einfälle.

Du gibst ihr zu verstehen, dass sie einfach einmal die Augen schließen, tief durchatmen und kurz warten soll. Dann fliegst du hoch zu dem Blütenkelch, der direkt über euch wächst. Du fliegst ganz nah an die Blüte heran und bewegst dann deine Flügel mit einem Mal so schnell, dass ein sanfter Wind entsteht. Mit diesem weht der Duft zu der dicken, kleinen Raupe hinab. Sie atmet ganz tief durch, wie du sie gebeten hast, und du kannst sie von hier oben aus schnuppern sehen und sogar hören. Dann werden deine Flügelschläge wieder langsamer, und du fliegst mühelos wieder zur Erde und zu Bommi zurück.

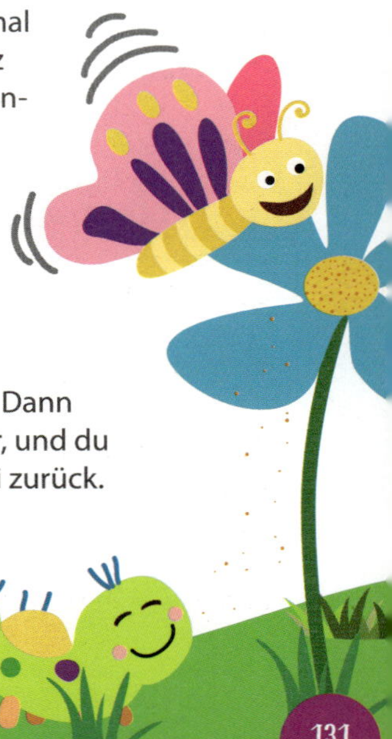

Die kleine Raupe öffnet ihre Augen und schaut dich strahlend an: »Ich danke

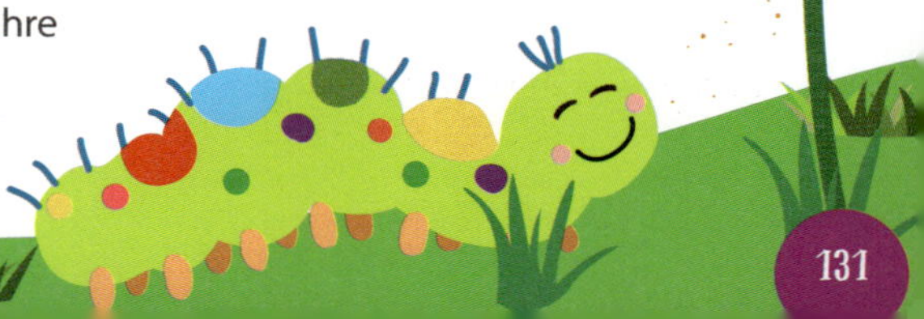

dir von ganzem Herzen! Danke, dass du mir diesen Duft gebracht hast! Ich werde mich ganz lange daran erinnern. So lange, bis ich dann ganz allein fliegen und das alles riechen kann. Dieser Duft hat mir die Freiheit gebracht, die du schon hast. Es ist so wundervoll, dass du das mit mir geteilt hast! Und vielleicht kommst du ja auch einmal wieder und wehst mir den Duft einer anderen Blüte zu?«

***

Das willst du sicher gerne machen und sagst dies auch der kleinen Bommi. Doch nun wird es erst einmal Zeit, sich zu verabschieden. Du fliegst noch einmal im Kreis um die kleine Raupe herum und sagst ihr Auf Wiedersehen. Dann ziehst du noch einmal deine Kreise über diese farbenprächtige Blumenwiese und bewahrst diesen wunderbaren Anblick in deinem Herzen.

***

BUNT SEI DEIN TAG, VOLLER FREUNDE SEI DEIN LEBEN!

Spüre nun deine sanften Flügelschläge, spüre die Bewegung deiner Beine. Ganz langsam und sanft kommst du zurück in deine gewohnte Umgebung, öffnest dann deine Augen und reckst und streckst dich … Dieser Flug hat dich sicher erfrischt und dir viele neue Eindrücke gebracht.

Willkommen zurück in deiner Welt, wo wir einander helfen und miteinander fröhlich sein können.

DIE MEDITATIONEN IN DER YOGASTUNDE

Gemeinsam die positiven Wirkungen des Yoga genießen, Pranayama (Atemtechniken) und Asanas, Mantras und Achtsamkeit, singen und sich bewegen … Kinder üben in der Regel wesentlich spielerischer und haben eine völlig andere Yogapraxis als die meisten Erwachsenen. (Wir sind übrigens – das ist wohl keine Überraschung – der Meinung, dass sich erwachsene Yogis von diesem leichten und spielerischen Ansatz einiges abschauen könnten …) Hier stehen die Freude an der Bewegung und das gemeinsame Ausprobieren im Vordergrund: neue, spannende Haltungen kennenlernen, lustig klingende Lieder singen und sehr gern Asanas üben, die in Geschichten eingebettet sind.

Alles in allem ist es im Unterricht auch gern einmal laut, und viele Lacher erklingen im Raum. Die meisten Yogalehrer haben tolle Übungen an der Hand, die die Kinder ganz einfach und spielerisch an die Asanas und an Pranayama heranführen. Zum Beispiel können die Kinder eine Feder sanft auf der Hand auf und ab pusten oder eine Geschichte erfinden, in der die Tiere vorkommen, nach denen die Asanas benannt worden sind. Ganz schnell werden dann Kamel, Frosch und Hund gemeinsam unterwegs sein und den einen oder anderen Baum kennenlernen – und nebenbei machen die Kinder Yoga und genießen die Zeit.

Nach dem intensiven Toben und Ankommen zu Beginn, den sanften Atemübungen und einer gern ebenfalls intensiven Yoga-

Asana-Praxis lieben die Kinder ein liebevoll gestaltetes Shavasana ebenso wie die Erwachsenen. Eine gemütliche Lage, schöne Kissen und ein natürliches Zur-Ruhe-Kommen.

Durch geführte Meditationen und yogische Geschichten kann die Kinderyogastunde sanft ausklingen und die Kinder mit einem wohligen Gefühl im ganzen Körper und einer nährenden Geborgenheit entlassen. Die Geschichten in diesem Buch sind von unterschiedlicher Länge und Thematik, sodass manche vielleicht eine ganze Stunde thematisch begleiten, andere ein spannender Start oder ruhiger Abschluss sein können. Als Kinderyogalehrer werden Sie sicher die passenden Geschichten finden, wenn Sie Ihre Stunde vorbereiten. Wir hoffen, dass die gewählten Götter und Göttinnen, Asanas und Devas, die tierischen Freunde und Begleiter Ihnen und vor allem den jungen Schülern und Schülerinnen dienlich sein können.

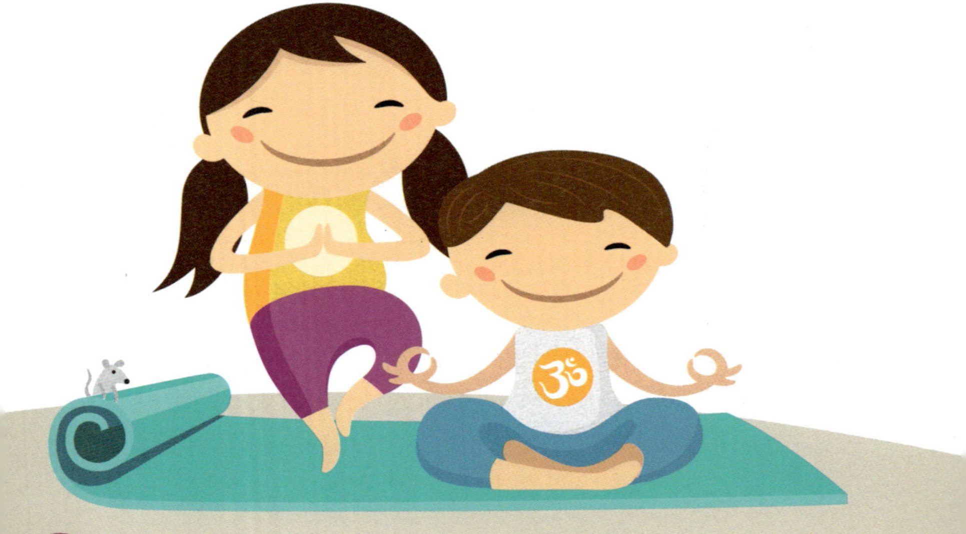

DIE MEDITATIONEN ZU HAUSE

Nahezu jeder Alltag strotzt nur so vor Terminen und Aufgaben, die bewältigt werden müssen, sodass daneben meist relativ wenig Zeit für Ruhe und Entspannungsmomente innerhalb der Familie bleibt. Manchmal ist es sogar so absurd, dass man sich hetzen muss, um die Kleine rechtzeitig vom Ballett abzuholen, den Großen nach dem Fußballtraining »einzusammeln«, um dann rechtzeitig (und meistens völlig aus der Puste) mit beiden beim Yoga aufzulaufen. Wenn es uns irgendwie möglich ist, verbringen wir abends ein wenig Zeit am Bett der Kinder, lesen vielleicht auch eine Geschichte vor oder verschieben dies gleich aufs Wochenende, weil da angeblich mehr Zeit ist – bis uns die Freizeittermine auch diese Illusion rauben.

Wenn man sich jedoch vom eigenen Terminkalender nicht mehr ins Bockshorn jagen lässt, sondern sich einfach die Zeit nimmt – die Zeit, die ja da ist, wenn man sie nicht anderweitig verplant –, wird man sehr schnell eine Sache feststellen: Kinder lieben es, vorgelesen zu bekommen, und schätzen diese besonderen Momente, die man sich für sie und spannende, lehrreiche, fantasievolle Geschichten reserviert.

Selbst die Teenies, die das so langsam nicht mehr offen zugeben können, legen sich gern mit dazu und lauschen den Erzählungen. Auch sie versinken mit geschlossenen Augen in den Welten, die die Geschichten kreieren.

Fantasiereisen bieten beim Vorlesen noch einen weiteren Vorteil: Vorleser und Zuhörer sind gemeinsam unterwegs, erleben Dinge, die die Reise vorgibt. Diese gewährt aber auch Raum, der eigenen Fantasie freien Lauf zu lassen. Es ist oft erstaunlich, was die Kinder in den Zeiten erleben, bei denen es während der Reise beispielsweise heißt »Schaue dir einfach alles in Ruhe an« oder »Vielleicht magst du noch ein wenig mit den Affen/dem Tiger/dem Elefanten (etc.) spielen«. Gerade in diesen Zeiten passieren oft die spannendsten Dinge. Und wenn die Kinder später davon erzählen, bekommt die Begegnung mit dem Tier (oder der Götterfigur) eine ganz eigene Färbung.

Daher ist es wirklich empfehlenswert, sich nach der Reise noch etwas Zeit zu nehmen, um dem Kind zuzuhören, falls es berichten möchte, was es erlebt hat. Alles, was das Kind äußert, ist wichtig für seine Seele. Allerdings sollten Sie sich mit Deutungsversuchen zurückhalten, denn es geht ja darum, dass Ihr Kind Zugang zu seiner eigenen Weisheit findet. Hören Sie einfach zu, und zeigen Sie Ihr ehrliches Interesse an den inneren Erlebnissen Ihres Kindes. Wir sind sicher, Sie werden nicht selten überrascht und berührt sein, was Ihnen berichtet werden wird.

Wenn einem Kind ein Tier oder eine Gottheit begegnet, das oder die es besonders beeindruckt, kann man diese Energie für den Alltag des Kindes sichtbar machen, indem man vielleicht ein entsprechendes Kuschel-, Holz- oder Plastiktier oder auch eine kleine Götterfigur besorgt bzw. selbst gemeinsam mit dem Kind bastelt. Es bietet sich auch an, dem Kind dann, wenn es möchte, mehr zu diesem Thema zu zeigen oder vorzulesen. So kann es sich stärker mit den jeweiligen Energien und Qualitäten verbinden, die dieses Wesen verkörpert.

Ebenso kann man die Inhalte der Reisen nachspielen, um sie einerseits mehr zu verinnerlichen, andererseits zu erweitern. Ein schöner Nebeneffekt hierbei ist natürlich noch mehr Qualitätszeit mit Mama und Papa.

Unserer Erfahrung nach ist es ebenfalls ein guter Weg, gemeinsam über das Erlebte zu reflektieren, wenn die Inhalte der Reise als gemaltes Bild in die Welt kommen. Bleistifte, Buntstifte, Wasserfarbe und Papier können innere Eindrücke festhalten – Eindrücke, an die sich das Kind gerne erinnern mag, wann immer es das aufgehängte Bild in seinem Zimmer betrachtet.

Allerdings sollten die Reisen nicht inflationär betrieben werden. Lieber einmal in der Woche ein kleines, besonderes Ritual aus dem gemeinsamen Reisen machen (zum Beispiel innerhalb einer gemeinsamen Yogastunde oder als intensive Papa- oder Mamareise), als jeden Tag nur einen weiteren Punkt auf der To-do-Liste zu haben. Und ganz wichtig ist es, gerade bei den Reisen, in denen Götterfiguren auftauchen, keine »Überzeugungsarbeit« leisten zu wollen (übrigens auch ganz und gar nicht unser Anliegen mit diesem Buch): Die Kinder sollen nicht zu einem bestimmten Glauben gebracht werden, ihnen soll nichts eingeredet werden, sondern sie sollen einfach die bunte Vielfalt der Welt erfahren und auf kindgerechte Weise davon hören, was Menschen in anderen Ländern glauben und was ihrem Leben Sinn gibt.

SCHLUSSWORT

Sich Geschichten, innere Reisen und Meditationen für Kinder auszudenken, ist eine wunderbare Aufgabe. Manchmal hat man den genauen Ablauf vor Augen, bevor man mit dem Schreiben beginnt, manchmal entwickeln die Geschichten eine gewisse Eigendynamik und steuern in eine Richtung, die man zuvor nicht geplant hatte. Da sagt dann der Tiger etwas, was einen selbst zum Schmunzeln bringt, oder der Elefant erzählt auf eine Weise von Dingen, die einem persönlich wichtig sind, die man in einem reinen Sachbuch aber niemals so ausgedrückt hätte.

Wir fühlen uns daher selbst von jeder Geschichte beschenkt und sind allen Tieren, Göttern und kindlichen Reisenden dafür dankbar, dass wir all dies aufschreiben und veröffentlichen können.

Wir stellen uns gern vor, wie die Kinder ihre ganz eigene Yogapraxis entwickeln, sich fließend bewegen, ihren Körper und ihre eigene Kraft erfahren, während ihre Herzen mit meditierenden Tigern, weisen Schildkröten, standhaften Bäumen, kichernden, blauhäutigen Göttern oder sanftäugigen, heiligen Kühen verbunden sind. Wir stellen uns vor, wie die Kinder die Welt als einen bunten, vor Lebendigkeit überquellenden Ort der Wunder entdecken,

Wir wünschen der Welt **STARKE KINDERSEELEN,** bewegliche, offene Herzen – und Erwachsene, die sich auf die **ABENTEUERLICHEN REISEN** mit diesen kleinen Entdeckern einlassen.

wie sie unterschiedliche Glaubensvorstellungen als gleichwertig nebeneinander existierende Weisheitswege betrachten lernen und wie sie ihren eigenen Weg in dieser Vielfalt als einzigartig und überaus wertvoll erkennen.

DANKSAGUNG

Unser erster Dank gilt allen Kindern, Eltern und Großeltern, allen (Yoga-)Lehrern und Erziehern, die uns an ihren Erfahrungen mit unseren Reisen des ersten Buches teilhaben ließen – alle diese Rückmeldungen haben letztlich zu diesem neuen Buch geführt. Eure Erlebnisse, eure gemalten Bilder und eure strahlenden Augen waren und sind für uns eine große Inspirationsquelle und berühren uns sehr!

Wir danken Hannah Seitz für die große Freude, die sie verkörpert, und den intensiven Austausch über Yoga, Kinder und das Unterrichten.

Wir danken Beate Simon für ihre Freundschaft, ihr Engagement für Kinder und den wundervollen Satz: »Unter Kindern fühle ich mich wohl, denn da bin ich unter meinesgleichen!«

Wir danken Bärbel Putz, die von der ersten Stunde an mit unseren

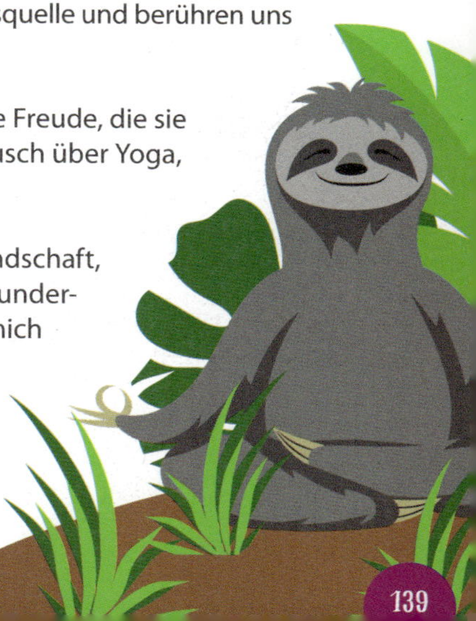

Meditationen in ihren Schulklassen gewirkt hat und echte Pionierarbeit leistet.

Wir danken Claudia Simon, die unsere Arbeit im Verlag von Beginn an betreut und unseren Texten stets einen großartigen letzten Schliff verleiht. Wir danken Simone Fleck, die mit viel Liebe zum Detail die Bilder ausgewählt und den Buchsatz gestaltet hat. Es ist eine große Freude, mit euch zusammenarbeiten zu dürfen.

Wir danken Heidi und Markus Schirner, die schon das erste Kinderbuchprojekt mittrugen und uns auch dieses Mal unterstützten.

Wir danken von Herzen allen Seminarteilnehmern, die uns in den letzten Jahren begegneten und mit denen wir ein Stück ihres Weges gehen durften. Und wir freuen uns auf alle, denen wir noch begegnen werden!

VON HERZEN DANKE!

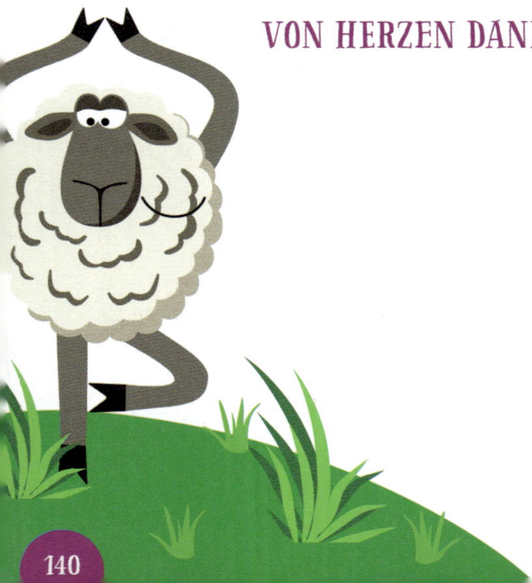

ÜBER DIE AUTOREN

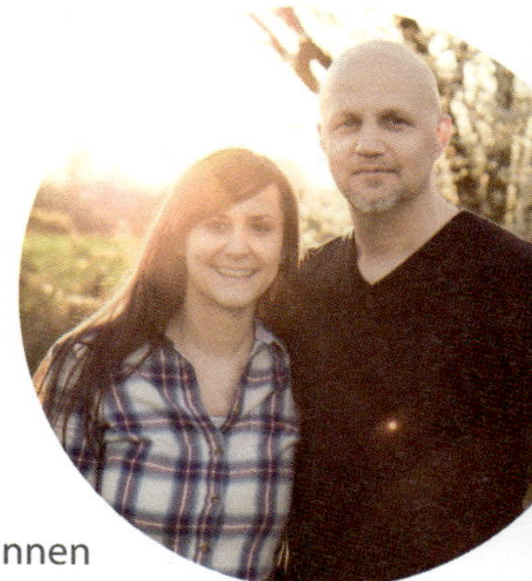

JENNIE APPEL ist Yogalehrerin, Thai-Yoga Practitioner und Kinder-Focusing-Begleiterin. Sie arbeitet zudem in ihrer Praxis Raum für Wachstum seit 2006 als ausgebildete psychologische Beraterin, initiierte Paqo und Schamanin. Sie nutzt dabei die Verbindung traditioneller Heilweisen und moderner psychologischer Methoden.

Sie leitet Krafttiersuchen an Schulen und gibt deutschlandweit Seminare. Bereits 1996 begannen Seminare und Ausbildungen bei wunderbaren Lehrern und mit intensiven Erfahrungen. Ihr Weg umfasst u. a. die Ausbildung am »Shamanic Institute« sowie zahlreiche Kurse bei der »Foundation for Shamanic Studies«, Sandra Ingerman, Dr. Alberto Villoldo und Philip Carr-Gomm. Daraus und aus den vielen Begegnungen mit Klienten und Seminarteilnehmern ist ein reicher Erfahrungsschatz entstanden, den sie heute dankbar und voller Herz in der Selbsterfahrungs- und Ausbildungsgruppe »Sacred Soul Journey« teilt.

Jennie Appel bietet Yoga und Schamanismusreisen an uralte Kraftorte in Irland an und nutzt die Kraft der grünen Insel auch für Retreats, die sie gemeinsam mit Dirk Grosser anbietet.

Weitere Informationen über die Autorin finden Sie unter:
www.jennie-appel.de

DIRK GROSSER ist Autor, Musiker und Seminarleiter, liebt lange Spaziergänge, Hunde, Wälder, Berge und das Meer. Er verfügt über langjährige Erfahrung in den mystischen Zweigen der Weltreligionen und den entsprechenden Meditationstraditionen. In diesem Rahmen hat er zahlreiche Bücher und CDs veröffentlicht. Zudem berät er Menschen in spirituellen Krisen, denen er zu einem neuen Blick auf ihren ganz eigenen Weg verhilft. Beeinflusst ist er vor allem von der Philosophie der Antike, der Naturmystik Thoreaus und Emersons, dem frühen Taoismus, Meditation, einem unkonventionellen Zugang zum Buddhismus, der keltischen Weltsicht und eigener Naturerfahrung.

Mehrere Jahre lang betreute er den Jugendbereich einer internationalen christlich-mystischen Meditationsgemeinschaft, arbeitete als Lektor in spirituellen Verlagen und spielte in verschiedenen Bands.

Er meditiert regelmäßig, aber traditionsungebunden, und hat in dieser Praxis schon einige Höhen und Tiefen kennengelernt – darunter auch Tiefen, die sich im Nachhinein als Höhen entpuppten und umgekehrt.

Er ist Vater zweier Töchter und lebt mit seiner Frau Jennie Appel im schönen Kalletal.

Weitere Informationen über den Autor finden Sie unter:
www.dirk-grosser.de

LITERATUR- UND CD-HINWEISE

Kalashatra Govinda: Shiva Shiva! Das Geheimnis der indischen Götter – Mythen, Meditationen, Rituale, Kailash, 2014
Wolf-Dieter Storl: Shiva. Der wilde, gütige Gott, Koha, 2005
Sonja Zernik: Komm wir machen Yoga!, Südwest, 2013
CD: Jennie Appel & Dirk Grosser: Durch Achtsamkeit unser wahres Selbst entdecken. Geführte Meditationen,Schirner, 2015
CD: Jennie Appel & Dirk Grosser: Morgenmeditation – Abendmeditation. Achtsam und gesegnet durch den Tag, Schirner, 2015

Bildnachweis: www.shutterstock.com:

Dekoelemete: Maus #193999745 (© infoland), Bäume #272919272 (© Incomible), Urwald 1 #361543895 (© Artlusy), Urwald 2 #102254395 (© NEILRAS), Steine #363810944(© MSSA)

S. 3, 8, 36/37, 115, 117, 134: #193999745 (© infoland), S. 3, 14, 40, 134: #196250387 (© infoland), S. 3, 8, 17, 36, 134: #171630218 (© manish mansinh), S. 18, 23: #352353287 (© vectorstockstoker), S. 18, 120: #257857838 (© MSSA), S. 18, 21, 110, 115, 117, 118: #400271479 (© vectorstockstoker), S. 20: #222048070 (© Tomacco), S. 24, 27, 28: #386520748 (© Yana Alisovna), S. 29, 31, 35: #210643288 (© stockillustration), S. 33: #99358997(© olillia), S. 39: #325828175 (© sebos), S. 41: #407796010 (© yavi), S. 44: #319513079 (© notkoo), S. 46, 47: #407796019 (© yavi), S. 48, 54: #261744122 (© Victor Brave), S. 52: #267037283 (© Victor Brave), S. 54, 59, 61: #316686875 (© moobeer), S. 54, 62: #304213673 (© MapensStudio), S. 56, 59, 61: #331863428 (© 331863428), S. 63, 64: #329251157 (© AntartStock), S. 63, 68: #291215363 (© VectorShots), S. 66: #226216918 (© Macrovector), S. 70: #290766983 (© VectorShots), S. 71, 75: #332805749 (© palasha), S. 71, 77: #161168693 (© graphic-line), S. 73, 74: #197574026 (© graphic-line), S. 74: #98016545 (© Lorelyn Medina), S. 79: #293575217 (© ActiveLines), S. 79, 83: #422292667 (© Dualororua), S. 81: #216454909 (© Elena Nayashkova), S. 81, 92: #327680771 (© Aurora72), S. 84: #358004261 (© Rimma Zaynagova), S. 87, 90: #419954149 (© Valadzionak Volha), S. 91, 96: #413062810 (© Danilo Sanino), S. 95: #184615604 (© miumi), S. 97, 102: #360235040 (© Kwok Design), S. 100: #103341101 (© Bannykh Alexey Vladimirovich), S. 103, 106, 109: #224506825 (© Tomacco), S. 105, 106: #405729349 (© Red Deer), S. 105: #291212018-3 (© VectorShots), S. 113: #291051125, #291215327 (© VectorShots), S. 119, 123, 124, 125: #193221641 (© Lanaart), S. 120: #390487024 (© snegok13), S. 126, 128/129, 131, 132: #364911965 (© Terdpong), S. 126, 128/129, 131: #72652228 (© Studio Barcelona), S. 128, 131: #138634211 (© akarakingdoms), S. 139: #391809385 (© curiosity), S. 140: #387802693 (© bonumopus)

AUSSERDEM VON DEN AUTOREN ERSCHIENEN IM SCHIRNER VERLAG

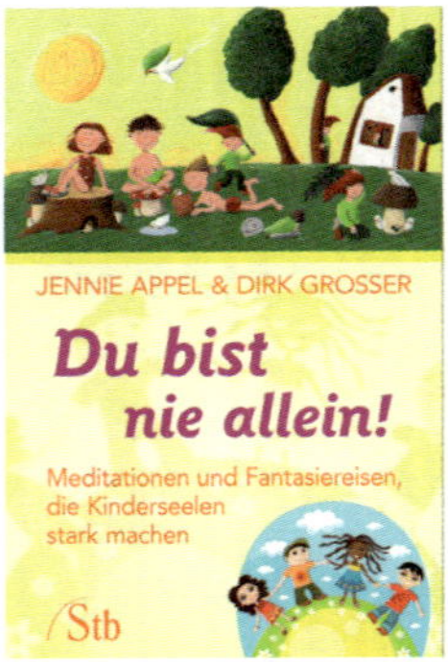

Jennie Appel & Dirk Grosser
Du bist nie allein!
Meditationen und Fantasiereisen, die Kinderseelen stark machen

ISBN: 978-3-8434-3041-8
Taschenbuch, 168 Seiten

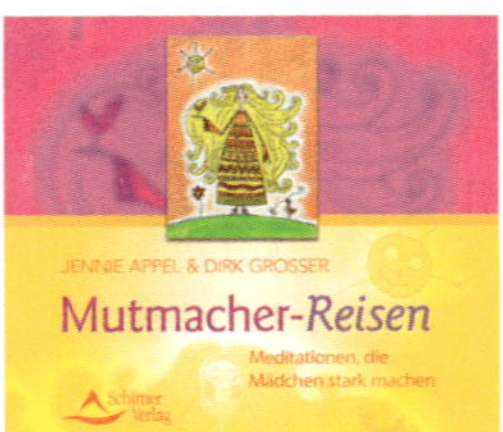

Jennie Appel & Dirk Grosser
Mutmacher-Reisen
Meditationen, die Mädchen stark machen

ISBN: 978-3-8434-8248-6
Audio-CD, ca. 50 Min.

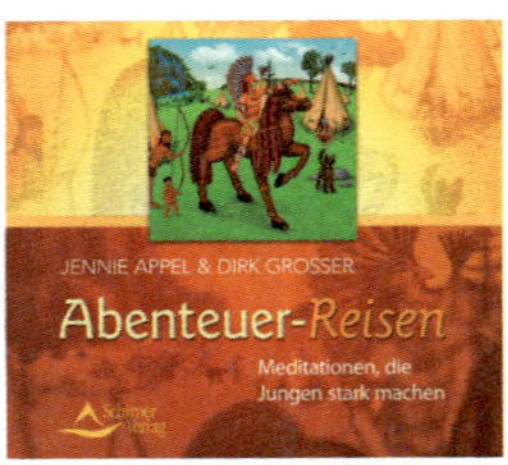

Jennie Appel & Dirk Grosser
Abenteuer-Reisen
Meditationen, die Jungen stark machen

ISBN: 978-3-8434-8294-3
Audio-CD, ca. 74 Min.